ALTERNATIVA AL USO
DEL ESTRÓGENO

RAQUEL MARTIN
Y JUDI GERSTUNG

ALTERNATIVA AL USO DEL ESTRÓGENO

Terapia hormonal con progesterona natural

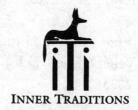

INNER TRADITIONS

Lasser Press
Mexicana, s.a. de c.v.
México, D.F.

Título original: *The estrogen alternative: natural hormone therapy with botanical progesterone.*
Traducción al español por: Mercedes Córdoba
de la edición en inglés de Healing Arts Press, One Park Street
Rochester, Vermont 05767, USA.
www.gotoit.com
Healing Arts Press es una división de Inner Traditions International, Ltd.

Nota al lector: Este libro fue escrito con la intención de ser una guía informativa. El objetivo de los remedios, enfoques y técnicas aquí descritos es el de ser un suplemento y no un sustituto del cuidado y tratamiento médico. No se deberán utilizar para tratar un padecimiento grave sin consultar previamente con un especialista.

ISBN 968-458-509-8 (Lasser Press Mexicana, S.A. de C.V.)
ISBN 0-89281-589-2 (Healing Arts Press)

Esta obra fue producida por Ediciones Étoile, S.A. de C.V.
Recreo 30-3, Col. Del Valle, México, D.F.,
en el mes de agosto de 2000

IMPRESO EN MÉXICO
PRINTED IN MEXICO

CONTENIDO

PRÓLOGO A LA SEGUNDA EDICIÓN

En la década de 1990, se produjeron en EEUU grandes cambios en el ámbito de la salud. Muchos de estos cambios son resultado del surgimiento de organizacionesde cuidado administrado, que intentan reducir los gastos médicos. Desdichadamente, esto produjo limitaciones y restricciones en la administración de los servicios de salud. Ahora, muchos consumidores buscan servicios complementarios y alternativos más accesibles, que les permitan intervenir en las decisiones que hay que tomar para conservar una salud óptima.

La Ley de 1994 sobre Suplementos Dietéticos y Educación apoya la difusión de la utilidad de estos servicios de salud complementarios. Parte importante es el aumento del uso de productos químicos obtenidos de plantas (fitoquímicos) como suplementos dietéticos o "medicinales", que en muchos casos pueden reemplazar a los medicamentos sintéticos.

Dado que las mujeres cada vez toman más decisiones respecto a la terapia para reemplazar las hormonas (TRH), *Alternativa al uso del estrógeno* satisface una necesidad vital, es muy oportuno y aborda a este complejo problema. Hoy día, el dilema de la TRH se debe en gran parte a la gran serie de estudios vacilantes y contradictorios publicados por las instituciones médicas tradicionales.

La mujer que decide participar activamente en las decisiones relacionadas con su terapia hormonal, debe recordar antes que nada lo que dice Raquel Martin: todavía nos queda mucho por aprender. Teniendo esto presente, la autora ofrece una gran cantidad de información sobre la TRH, destacando el uso de la progesterona natural. Una de las decisiones vitales que deben tomar las mujeres es la de sopesar los riesgos y los beneficios.

Esto no es sencillo y, por desgracia, en la mayoría de los estudios científicos sólo se toman en cuenta los preparados sintéticos. Este libro analiza los diversos aspectos de la TRH, ya sea natural o sintética, que se deben poner en consideración. Por un lado, entre los beneficios está la reducción tanto de la osteoporosis (la progesterona disminuye el riesgo de fracturas y colapso de la columna vertebral) como de las enfermedades cardiovasculares, pues también disminuye el riesgo de ataques cardiacos y embolias. Por otro lado, con la TRH tradicional se corre mayor riesgo de cáncer de pecho y del endometrio. Las decisiones que tomen las mujeres respecto a su terapia hormonal influirán en su calidad de vida y en su longevidad. Sin embargo, no reciben suficiente información para tomar buenas decisiones.

En *Alternativa al uso del estrógeno* se examinan los beneficios de la terapia con progesterona natural para mujeres de todas las edades. Las experiencias de la autora aumentan el interés de su obra, en la que proporciona información para las mujeres que deseen participar en las decisiones referentes a su propia salud. Además, representa un desafío para los médicos, al pretender que se compenetren con las pacientes que deseen un tratamiento natural.

Doctora Sylvia Crawley
Presidenta del Comité de Educación Médica
Asociación Nutracéutica de Estados Unidos

PRÓLOGO A LA PRIMERA EDICIÓN

Se han escrito muchos libros buenos sobre las alternativas naturales para la salud. Gran parte de sus autores son profesionales de la salud. Sin embargo, el libro de Raquel Martin tiene la singularidad de provenir de un lego: por así decirlo, de una consumidora de servicios médicos. Al ser mujer, ella misma ha tenido que lidiar con muchos de los problemas aquí descritos. Como activista bien informada de la salud, y además autora de *Today's Health Alternatives,* ha investigado las opciones que se ofrecen, examinando las más eficaces. Y por ser una escritora seria, ha investigado el tema, ha reunido la información más importante de las revistas científicas y de los textos médicos sobre los beneficios de los alimentos y las hormonas naturales, y, por último, ha colaborado con los profesionistas de la salud para reunir todo esto dentro de un texto fidedigno y bien escrito que se lee con placer.

Este libro es importante para todas las mujeres del mundo que han sido bombardeadas con terapias químicas, y que han sufrido una conmoción física: ha llegado la hora de que reciban soluciones seguras y eficaces. Raquel Martin es un modelo y una inspiración para las mujeres que no reciben la ayuda que necesitan: las anima a buscar sus propias respuestas, a que distingan cuáles son buenas soluciones y cuáles no, y a que descubran lo que sirve de verdad. En pocas palabras, a que se hagan cargo del cuidado de su propia salud, a que estén más al tanto de los medicamentos que requieren receta y los que no, y a que le hagan a sus médicos las preguntas correctas.

Hace más de un siglo, mi abuelo fundó unos laboratorios farmacéuticos. En aquel tiempo, él y mi padre hacían productos y concentrados botánicos para los médicos de todo EEUU. Cuando la medicina empezó a cambiar y los laboratorios farmacéuticos decidieron patentar y vender productos sintéticos, los remedios naturales fueron escaseando. Yo decidí continuar con la tradición de mi familia creando productos naturales, que son diferentes.

Mi experiencia de más de 20 años estudiando los fitogeninos me llevó a las fuentes naturales y eficaces de una serie de hormonas. Entonces me impresionó la eficacia del ñame silvestre. He dedicado mucho tiempo a estudiarlo y a identificar las características y la biodisponibilidad de sus diferentes especies. Los ñames silvestres son un recurso increíblemente eficaz para la terapia hormonal natural cuando se elige la especie y el método de extracción adecuados. Esperemos que en el futuro estos productos se regularicen y reciban un nombre apropiado, clasificándose como se debe, de manera que el consumidor sepa lo que recibe.

Sentí curiosidad cuando me enteré de que Raquel Martin estaba empeñada en descubrir cuanto pudiera sobre la eficacia del ñame silvestre, y en particular sobre los marcadores fitogeninos de determinada especie, consultando los informes y estudios médicos, las farmacias, los laboratorios, y a los médicos tanto alópatas como naturistas. Los testimonios de las mujeres que han recibido su ayuda confirman el valor de este suplemento botánico.

Siento que es un honor participar en esta obra que pone a disposición un caudal de información positiva. Muchos médicos han escrito libros en pro de los medicamentos, así como los naturistas han escrito libros en pro de las plantas. Estas dos autoras han tratado un tema de vital importancia para las mujeres, de manera sencilla, directa y objetiva, y con mucha información muy útil.

Es refrescante leer un libro escrito con el alma. Tal vez algún día la canción de la autora se vuelva un coro completo. Olvidemos la ciencia por un instante y escuchemos el mensaje: Las mujeres tienen de dónde escoger. Hágance cargo de su salud. Lean el libro, estudien sus alternativas, pregunten y, sobre todo, piensen por sí mismas.

James Jamieson
Farmacólogo

AGRADECIMIENTOS

Este libro se escribió gracias a un incomparable trabajo de equipo, en el cual la meta de todos era la misma: elevar la conciencia pública sobre la prevención de las enfermedades, explorar nuestras alternativas y comprobar los notables beneficios que las alternativas naturales ofrecen para la salud. No sé cómo expresar las gracias a Judi Gerstung por las horas interminables que dedicó a este trabajo, lo que la mantuvo alejada de sus otras ocupaciones de quiropráctica, radióloga, maestra y conferencista. Su amplia experiencia en el terreno de los cuidados médicos tiene un valor incalculable. Judi me ayudó a agilizar los cambios de información y la edición a lo largo de todo este proyecto, haciendo correcciones claras, lógicas y ordenadas. Su deseo de despertar el interés de las mujeres de todo el mundo por este importante tema, y su especialización en la detección y prevención de la osteoporosis, me guiaron durante los difíciles momentos de desaliento que pasamos mientras trabajábamos para alcanzar nuestro propósito.

También doy las gracias a mi vieja amiga Irene Inglis por su apoyo y compañía en nuestra mutua búsqueda de una alternativa segura a los medicamentos. Su formación profesional de enfermera y su interés por los métodos curativos naturales fueron una combinación ideal que me ayudó a transformar la terminología médica en conocimientos prácticos. Verdaderamente me la envió Dios para que me ayudara a corregir los textos y cumplir con los plazos fijados.

Mi agradecimiento para Laurie Skiba, escritora y asesora de redacción, que con su agudeza colaboró en las primeras fases del libro, en algunos de los capítulos más difíciles y técnicos. Aportó generosamente su talento y experiencia profesionales, y nos dedicó parte del tiempo de su trabajo independiente como escritora. Su análisis crítico me animó a profundizar en mi investigación. Y sus inteligentes comentarios editoriales, me hicieron reflexionar.

Gracias a Marcia Jones, directora del Centro del SPM y de la Menopausia de Dixie Health, Inc., por sus consejos sobre el manuscrito, por contribuir con nuevo material de consulta, y por presentarme a varios defensores de los cuidados de la salud. Gracias a su entusiasmo por poner la información a disposición de las mujeres, llegué a conocer a Coeli Carr. Agradezco sinceramente tanto a Coeli como a Marcia sus generosos consejos, que me guiaron en mi intento de informar y motivar a las mujeres para que lleven una vida de mejor calidad.

Mi especial agradecimiento a la doctora Katharina Dalton; al doctor Ray Peat, de Women's International Pharmacy; al doctor Scott Stamper, de Women's Health America Group; al doctor Mark H. Mandel, de Snyder-Mark Drugs Roselle; a Ole Krarp; al farmacólogo Sam Georgiou, de Professional Arts Pharmacy; a Brad Sorenson; y al farmacólogo

James Jamieson, por proporcionarnos información y documentos de investigaciones relacionadas con nuestro tema, y por ayudarme a comprender mejor la importancia de la TRH; a Stuart y Jane Burke por sus testimonios, que dieron un toque personal a esta historia. Gracias a Ray Silvermann, Sasha Silverman, Debbie Dombrowski, Charis Dike, David Bundrick, Karla Emling, Beverly Kapple, Audrey Franlin y Judy Sanger por sus contribuciones y por darnos ánimo. Siempre estaré agradecida con: J. K. Humber Jr., Mark Barker, Judi Gerstung y Linda Force, por proporcionarme historias de casos y apoyo moral, al mismo tiempo que cuidaron de mi salud durante los momentos tensos.

Asimismo, mi amor y agradecimiento para mi esposo Jack, por

ayudarme con su refrescante y clara capacidad para la comunicación, dando a este trabajo la fluidez que le faltaba. Su don para las palabras, su capacidad analítica y su prudencia constituyeron una sólida base armónica para mis interminables preguntas. También me ayudó a aclarar mis objetivos y a no perderlos de vista; me enseñó a utilizar la computadora y conservó la calma durante mis crisis recurrentes con el llamado software "amistoso". Sus consejos le dieron coherencia a todo.

Y no sé cómo agradecer suficientemente a mi cuñado Bill Martin por sus sugerencias y críticas constructivas al revisar cuidadosamente el primer borrador. Su mirada objetiva se enfocó en la legibilidad y la exactitud, en tanto que sus consejos profesionales en el área científica nos animaron a todos a investigar más.

Después llegó la difícil tarea de la revisión y organización final del manuscrito. Por esto y mucho más estoy en deuda con Connie Smith. Gracias a su concienzuda atención a los detalles y las prioridades, siempre entregamos a tiempo el material. Y este libro se editó con la exactitud y la meticulosidad necesarias para hacerle justicia a un tema tan importante. Las investigaciones personales de Connie fueron importantes para descifrar e interpretar los puntos de vista de varios conocedores. Connie siempre aplicó su agudeza a los asuntos complicados y les dio una orientación inteligente. Su inspiración y fortaleza me impulsaron a reflexionar con sinceridad hasta el final de nuestra misión.

Por último, debo mencionar al doctor John R. Lee. Sus investigaciones, su práctica y sus escritos han ayudado a las mujeres a encontrar respuestas más satisfactorias a problemas antiquísimos. Personalmente le estoy profundamente agradecida por indicarme la terminología científica y médica de este libro; me siento muy honrada de que participara en él. Reitero mi agradecimiento al doctor Lee a lo largo de todo este libro.

Doy las gracias de todo corazón y con toda mi mente al Señor, por ponerme en el camino de las brillantes almas mencionadas antes. Le agradezco por inspirarnos la curiosidad y el interés por un asunto tan esencial para nuestra salud física y nuestro bienestar mental y espiritual.

Dedicamos este libro a los médicos que no están limitados por los prejuicios y la ambición, y que razonan y actúan sin las ataduras de la práctica médica ortodoxa que ahora predomina, persiguiendo una mayor verdad en beneficio de la humanidad. Lo dedicamos también a la multitude de pacientes que sufren innecesariamente porque no han encontrado más que silencio de parte de las industrias médica y farmacéutica en relación con las oportunidades de curación natural que a tantos nos han ayudado.

INTRODUCCIÓN

*Condúcenos por el sendero de la comprensión de nuevas verdades y
del servicio a los demás.*

Helen Keller

En el transcurso de nuestra vida, con frecuencia encaramos situaciones nuevas que tal vez nos resulten abrumadoras. De pronto debemos tomar decisiones para las que se precisan conocimientos de los que carecemos. Como mujeres, no tenemos acceso a la información indispensable para resolver nuestros peculiares problemas de salud desde la pubertad hasta la vejez. Por ejemplo, rara vez se nos ofrece la oportunidad de seguir una terapia natural para reemplazar las hormonas, y pocas estamos enteradas de que exista. Por su parte, el mundillo de la medicina sigue aferrado a sus terapias convencionales, exponiéndonos a los efectos secundarios dañinos y permanentes de las hormonas sintéticas.

Esta historia empezó hace años, antes de que se supiera gran cosa sobre la fisiología del ciclo menstrual. Para muchas mujeres, el ciclo mensual iba y venía con pocas molestias o sin ninguna. Pero para muchas otras, era, igual que ahora, un lapso de incomodidad física y emocional, a veces severa, y poco podían hacer al respecto.

Sin embargo, gradualmente empezó a llegar la ayuda. Empezó a comprenderse mejor el papel de las hormonas en el ciclo menstrual. Los médicos empezaron a prescribir hormonas sintéticas como antídoto para las angustias del síndrome premenstrual (SPM) y, posteriormente, de la menopausia. Se dio a las mujeres la esperanza de que estas hormonas las liberarían de los desagradables síntomas menstruales o menopáusicos que muchas experimentaban. Pero, por desgracia y con demasiada frecuencia, estas hormonas sólo empeoraron los síntomas.

Hoy contamos con una fabulosa oportunidad para detener la embestida de sudores nocturnos, bochornos, hinchazón, tensión, cansancio, cólicos, cambios de humor y depresión que a veces acompañan al desequilibrio de nuestras hormonas esenciales. Esta oportunidad es la terapia natural de remplazo hormonal (o TNRH), diferente de la terapia normal que utiliza hormonas sintéticas. Invito a las lectoras a aprender cómo y por qué la progesterona derivada de las plantas ayuda a prevenir los síntomas del síndrome premenstrual (SPM) y de la menopausia, que incluyen la osteoporosis, la fibrosis mamaria, las afecciones cardiovasculares y la penosa endometriosis; de qué manera ayuda en muchos problemas del embarazo, y cómo ayuda a remitir enfermedades que van desde la atrofia vaginal hasta las cardiopatías e incluso el cáncer.

Parte de nuestro trabajo consiste en encontrar médicos buenos, preparados y bien dispuestos, que cooperen con nosotras. Uno de los que están a la cabeza de mi lista es el finado doctor Robert S. Mendelsohn; muchos se prendaron de su intuición y su ánimo, y su manera de pensar se refleja en todo un caudal de artículos y libros sobre la salud.

Además de aprovechar la sabiduría del doctor Mendelsohn, me complace presentar a las lectoras otras eminencias. A lo largo de este libro citaré al doctor Julian Whitaker. Muchas veces, en las tiendas de alimentos naturistas, escuché a la gente hablar del último adelanto de curación natural del que él hablaba en sus artículos. Muchos de estos pacientes pasaron mucho tiempo agotados y descorazonados por las reacciones negativas de los diferentes medicamentos que les habían recetado. Las opciones naturales, como las ofrecidas por el doctor Whitaker, facilitan las decisiones que a veces tenemos que tomar acerca de nuestra salud.

Supe que tenía que incluir en mi cuadro de consejeros médicos al doctor Whitaker después de leer el siguiente párrafo de *Health & Healing*: "En la escuela de medicina me enseñaron que las únicas herramientas que ayudan a la gente son las medicinas y la cirugía. En los veinte años que han pasado desde que salí de la escuela, he aprendido que mucho de lo que me enseñaron está totalmente equivocado. Hay tratamientos para las enfermedades más graves que no sólo son más seguros que la cirugía y que la mayoría de los medicamentos, sino que también son más *eficaces*. Los médicos tienden a preferir lo que es bueno para su profesión, y no lo que es bueno para el paciente. El chiste de los médicos 'Hay que operar cuanto antes, no sea que el paciente se cure' es más cierta de lo que uno imagina".

Me estremezco al pensar en las pacientes que creen que al mal paso hay que darle prisa y se apresuran sin buscar alternativas. Hace años yo era como ellas. Ahora, con la experiencia que da la vida, he aprendido a investigar mucho más.

Un día, al leer uno de los artículos del doctor Whitaker, brinqué de la silla y corrí a hablar con mi esposo Jack sobre la abundante información que daba referente a la terapia natural para el reemplazo hormonal. Yo había buscado esa información durante años, y no podía creer que de pronto tenía acceso a ella. Estaba tan encantada que casi no podía hablar. En ese momento tomé el camino que podía resolver mis prolongados sufrimientos, y que de hecho los resolvió: el camino que al final me llevó a publicar este libro.

Me adentré en los descubrimientos sobre las hormonas naturales. Encontré relatos increíbles, tanto personales como clínicos, sobre la progesterona botánica.

La cronología de estos acontecimientos empieza en 1938, cuando se efectuó la primera adaptación de hormonas vegetales a la progesterona humana. A este descubrimiento del químico doctor Russell E. Marker siguió el trabajo de otros pioneros. Treinta años después aparecieron los estudios de la doctora Katharina Dalton, registrados en el *British Journal of Psyquiatry* (1968), sobre el uso de la progesterona en el cuidado prenatal. Diez años más tarde, en 1978, el *Journal of the American Medical Association* hizo nuevas y extraordinarias revelaciones sobre el reemplazo hormonal natural, y en 1989 apareció en el *Journal of Obstetrics and Gynecology* la investigación del doctor Joel T. Hargrove y sus colegas sobre la micronización (pulverización fina) de la progesterona para su mejor absorción. Dos años después, en 1991, se publicó en el *Canadian Journal of O/B Gyn & Women's Health Care* la notable reseña de la doctora Jerilynn V. Prior sobre la progesterona y la prevención de la osteoporosis.

Debemos algunos de los trabajos más completos y amplios de los últimos tiempos al doctor John R. Lee, líder en el campo de là progesterona natural. Entre los médicos que han perseguido la verdad y han estado dispuestos a compartirla con las mujeres, están Jane Heimlick y los doctores Raymond Peat, antiguo tutor del doctor Lee, Alan R. Gaby, Jonathan V. Wright, Betty Kamen y Christine Northrup.

En los capítulos que siguen se expone el cúmulo de conocimientos de célebres especialistas en temas que van desde la lucha contra la tensión a la fertilidad, el embarazo sin problemas, cómo bajar el colesterol hasta cómo dar el pecho. El objetivo del último capítulo de este libro y del apéndice F es ayudar a las mujeres a encontrar un médico interesado en corregir las complejas deficiencias que se presentan antes de la menopausia, durante ella, y después de ella.

Mi libro se inspiró en los médicos que reconocen la importancia de los alimentos naturales, las vitaminas, los minerales, las hierbas, la homeopatía, la quiropráctica, y, sobre todo, la terapia botánica para el reemplazo hormonal. Mucho aprecio a quienes se ponen en la línea de fuego en contra de muchos de sus colegas, y en aras de lo que es mejor para la salud de sus pacientes.

Los médicos dedicados a prestar cuidados médicos, de los que se hablará en este libro, reconocen la injusticia que la comunidad médica respalda en nombre del "bienestar del consumidor". Sus misericordiosos esfuerzos por educar al público me han animado a investigar estas ideas, ponerlas a prueba y compartirlas. Hubiera querido encontrar esta información cuando era más joven, pero de todas maneras es una bendición que la encontrara. Ahora, después de la menopausia, realmente me siento con más energía que nunca. He recuperado la salud y la vitalidad desde que descubrí la terapia natural.

Todas las mujeres, y todos los que tengan interés en ellas, deben leer lo que se revela en estos capítulos. Debemos empezar a prevenir las enfermedades crónicas con oportunidad. El cansancio, las jaquecas, las cardiopatías, la osteoporosis y el cáncer pueden tener diferentes causas; entre ellas, la pérdida de hormonas, la dieta incompleta, los aditivos de los alimentos, las toxinas ambientales y la interferencia nerviosa. Para nuestros fines, digamos que la causa es una deficiencia hormonal. Cuando tomamos medicamentos que requieren receta médica para remediar lo que en realidad es una carencia o ausencia de progesterona natural, nuestra situación casi siempre empeora.

Sin embargo, el tema del reemplazo hormonal se complica porque las necesidades de cada mujer son diferentes. Por ejemplo, los traumas o la tensión pueden provocar que algunas mujeres de 30 años experimenten síntomas premenopáusicos. Incluso las mujeres que atraviesan la menopausia sin sentir ningún cambio, siguen corriendo el riesgo de padecer cáncer, cardiopatías y osteoporosis. Pero independientemente de cuánto estrógeno tengamos, la progesterona es lo que verdaderamente nos interesa, porque el cuerpo produce muy poca una vez que deja de ovular. Cuando el nivel de progesterona cae por debajo del nivel de estrógeno, se produce un desequilibrio hormonal con muchas complicaciones.

Sobra decir que es importante saber lo más posible acerca de las hormonas naturales y las sintéticas, y los efectos secundarios de estas últimas. Antes que nada, hay que saber que los médicos rara vez recetan progesterona *natural,* la que, sin embargo, desde 1938 se cristaliza a partir de fuentes vegetales, y actualmente se consigue con facilidad. La mayoría de los médicos no saben nada de ella y ni siquiera la toman en cuenta al tratar a sus pacientes. ¿Por qué? Probablemente porque no es un medicamento de patente. Pero aunque tal vez no se encuentre en la botica de la esquina, sí se encuentra en las farmacias especializadas y en las tiendas naturistas. Sin embargo, la mayoría de los médicos no conoce los beneficios de este tratamiento, ni hablan de ello con sus pacientes.

El doctor John R. Lee aclara la razón por la cual es difícil que nuestros proveedores tradicionales de servicios médicos nos den información sobre la progesterona natural:

> El éxito y la ganancia de las ventas de los productos farmacéuticos dependen de que estos productos estén patentados. Como los elementos naturales (por ejemplo, las moléculas hormonales elaboradas por los ovarios) no pueden patentarse, lo que a la industria farmacéutica le interesa es crear elementos diferentes de la hormona natural y que no se encuentren en la naturaleza de ninguna manera.

Algunos médicos le dicen a sus pacientes que la Provera, un producto sintético, es progesterona. Es falso. El doctor Lee nos informa que en realidad sólo imita parte de la actividad de la progesterona, que no es idéntica a ella, y que las hormonas modificadas y sintéticas, como la Provera, provocan reacciones biológicas indeseables y tóxicas. Esto puede comprobarse en la amplia lista de advertencias, precauciones y efectos secundarios que acompañan las descripciones de las hormonas sintéticas que se encuentran en el *Vademecum.* Véase el apéndice B.

Los materiales sintéticos son maravillosos para construir autos, ropas y envases, pero ¿qué utilidad pueden tener para nuestras necesidades biológicas? Antes de que yo empezara a utilizar hormonas naturales con regularidad, le hice algunas preguntas a los químicos de *Women's International Pharmacy*. Los textos de las investigaciones que me enviaron me convencieron de que la progesterona natural es eficaz y que es una sustancia de base vegetal que no contiene productos animales. Me explicaron que la hormona botánica diosgenina es un esterol o una saponina, un aceite producido por muchas plantas, entre ellas el ñame silvestre, y que es fácil extraerlo.

En el cuerpo producimos (sintetizamos) la progesterona a partir del colesterol. En el laboratorio, el químico la elabora (sintetiza) a partir de la *diosgenina*. En realidad, la diosgenina del ñame silvestre y el estigmasterol del frijol de soya son precursores de varias hormonas. Por lo tanto, con una ligera modificación puede hacerse que se reproduzca la molécula de progesterona que el cuerpo elabora, para que pueda emplearse según se necesite.

En los siguientes capítulos se presenta un caudal de estudios referentes a las diversas aplicaciones de esta hormona natural. Veremos que las mujeres que han sufrido la mayor parte de sus vidas por diferentes problemas femeninos no sólo han encontrado alivio para sus achaques, sino que muchas veces han logrado remitir enfermedades que amenazaban con su vida, como la osteoporosis y el cáncer.

No tenemos tiempo que perder. Desafío a las mujeres de todo el mundo a utilizar la información aquí reunida para evaluar por sí mismas los pros y los contras del tratamiento hormonal. Necesitamos conocer los múltiples beneficios de la progesterona natural, que es superior a la sintética, y estar bien informadas sobre los serios riesgos de los productos hormonales farmacéuticos. Como se verá en el Apéndice G, incluso dentro del terreno de la terapia de reemplazo hormonal natural hay una gran variedad de biodisponibilidad y eficacia en la amplia gama de productos botánicos nuevos que inundan el mercado.

Por desgracia, en estos asuntos las generaciones anteriores no tuvieron mucho de dónde escoger. No puedo dejar de pensar en mi propia madre. Aunque era enfermera, carecía de estos conocimientos. Yo vi cómo se debilitaba poco a poco debido a la osteoporosis y a padecimientos cardiacos y renales. Se volvió frágil y se encorvó. La osteoporosis hizo que la cadera le doliera a tal grado que apenas podía acostarse de lado o sentarse.

Debido a mi propia experiencia con el desequilibrio hormonal, he llegado a pensar que los problemas de salud son como un maestro que va abriendo los ojos para poder ver la potencia de las medicinas que se encuentran en la naturaleza. No necesitamos depender de las hormonas sintéticas ni de otros medicamentos que con frecuencia provocan enfermedades y envejecimiento prematuro. La edad no tiene que ver con los años que hemos vivido, sino con la integridad de los tejidos de nuestro cuerpo. La "edad" de cada persona también viene determinada por la perspectiva mental positiva, por la búsqueda de lo que es bueno y por una conducta sensata para el cuerpo, la mente y el espíritu.

Esto me lleva a reflexionar sobre los pensamientos de una mujer fabulosa que padeció grandes limitaciones: Hellen Keller. En lugar de regodearse en sus desgracias, se dedicó a buscar cómo ser miembro productivo de la sociedad, útil para sus congéneres. Sus propios apremios y su sólida fe religiosa la hicieron comprender y expresar en sus escritos un conflicto que encaramos con frecuencia:

> Podemos dejarnos llevar por la opinión general o por la tradición, o guiarnos por nuestra alma y dirigirnos valerosamente hacia la verdad.
>
> Cada suceso y cada limitación son una elección, y elegir es crear.

Este libro no pretende ofrecer todas las respuestas, pero sí mostrar las elecciones que podemos hacer ahora, e incitar a la reflexión.

Durante los relativamente pocos años que hicieron falta para prepararlo y escribirlo, no se ha detenido el flujo de información siempre cambiante. He presentado un cuadro de las hormonas naturales lo más exacto que he podido, con base en lo que se sabe hasta hoy. Por supuesto, alguna parte de ese cuadro puede cambiar mañana.

Sin embargo, algo que sabemos sin lugar a dudas es que *lo que hemos estado haciendo* para reemplazar las hormonas no nos está dando buenos resultados. Sabemos que existe una forma mejor, y hemos abierto un diálogo que puede conducirnos a ella, siempre que sigamos haciendo las preguntas adecuadas con la mente abierta. Naturalmente, quienes corran un gran riesgo o tengan antecedentes de problemas graves de salud deben hacerse todavía más preguntas. En este libro hemos tratado de imitar este proceso.

En el pasado, pocas veces se nos indicaron claramente nuestras posibilidades, a pesar de que nuestras decisiones pueden marcar nuestras vidas. Desde que comenzó mi aventura con los tratamientos naturales, me he sentido más contenta que nunca porque puedo elegir entre diversas formas más agradables para cuidar mi salud. Cuando nos sentimos en armonía con la naturaleza, y la experimentamos, descubrimos un regalo más de la vida.

PARTE I

La hormona natural del jardín de Dios

CAPÍTULO 1

ENFERMA Y CANSADA DE ESTAR CANSADA Y ENFERMA

Estudia la enfermedad mientras estás sana
Thomas Fuller

Algo no estaba bien. Había cumplido cuarenta años y ya se me habían presentado los síntomas de la menopausia: bochornos, hinchazón, irregularidades en la regla, dificultad para conciliar el sueño, sudores nocturnos y tensión emocional. Me di cuenta de que necesitaba ayuda para lidiar con todo ello. Los cambios hormonales que todas las mujeres experimentamos a la mitad de nuestra vida hacían estragos en mi cuerpo. Así que fui a ver al ginecólogo. Su respuesta. fue el tratamiento que se aplica casi siempre: el reemplazo de hormonas con hormonas sintéticas (TRH). Para más precisión, me recetó Premarín (un estrógeno conjugado) y Provera (acetato de medroxiprogesterona, progestina), sustitutos artificiales de dos hormonas que tienen una función básica en la vida sexual y reproductiva de las mujeres, y cuya producción y equilibrio se van alterando conforme la mujer deja atrás sus años fértiles.

Yo había pensado: "¡Ya llegué a la menopausia! ¡Por fin me voy a liberar de la regla mensual!". En cambio, me dijeron que necesitaba tomar suplementos hormonales y continuar durante el resto de mi vida con ciclos mensuales inducidos por los medicamentos. Debía tomar una tableta de Premarín 25 días de cada mes, y del decimosexto al vigésimo quinto día de cada mes, una tableta de progestina. Después debía suspender los dos medicamentos durante cinco días.

No pude dejar de pensar que estaba regulando mi cuerpo artificialmente. Sin embargo, mi primera reacción a los medicamentos fue positiva en general. Mi ciclo menstrual se estabilizó, los síntomas se redujeron y yo empecé a tener confianza en los consejos de mi médico. Al segundo día mi cuerpo ya estaba reaccionando al tratamiento. Empecé a tranquilizarme y a sentirme mejor de diferentes maneras. Me preguntaba: "¿Por qué no hice esto antes? ¡Qué solución tan sencilla para todos estos problemas!" Quería creer que la solución era la TRH.

Sin embargo, mi luna de miel con las hormonas sintéticas duró poco. Al segundo mes empecé a preocuparme. Se me presentaron algunos efectos secundarios desagradables, entre los cuales aumenté de peso, me hinché, tuve dolor en los pechos y me puse tensa. Me dije que tal vez esa no era la solución después de todo o, por lo menos, no era toda la solución. Tal vez necesitaba un cambio. Tal vez tenía que disminuir las dosis de Premarín o de Provera, o suprimir uno de los medicamentos, o los dos, o tal vez todo el tratamiento estaba equivocado. Desilusionada, consulté con un endocrinólogo, y luego con un internista, y después con otro ginecólogo. Cada uno me hizo diferentes sugerencias, pero ninguno de sus medicamentos alivió mis síntomas sin provocarme otra incomodidad. Este periodo de ensayos y errores duró años.

Al hablar con otras mujeres que atravesaban por experiencias parecidas, escuché la misma queja. Habían recorrido el mismo camino, con médicos que les habían recetado variaciones del mismo tratamiento, habían seguido el consejo de sus médicos y no habían resuelto nada. Salían del consultorio para llorar de frustración en sus casas, porque el médico no les había cambiado el tratamiento, a pesar de que no les sentaba bien. El consejo que recibían normalmente, como el que recibí yo, era: "Necesita tener paciencia. Siga tomando las píldoras un poco más, mientras su cuerpo se adapta". En general, los médicos las animaban a continuar con el tratamiento, ya fuera variando las dosis o manteniéndolas igual, pensando que el cuerpo llegaría a acostumbrarse a las hormonas sintéticas. Puedo decirles que este consejo precipita la visita de algunas mujeres al psiquiatra o las lleva al centro médico más cercano para tratar de hacer frente a los múltiples efectos secundarios que las avasallan.

Yo deseaba que mis médicos tuvieran razón, así que hice lo que me indicaron una y otra vez. Al principio me sentía alentada, porque los medicamentos provocaban algunos cambios y yo pensaba que eran buenos. Pero conforme pasaba el tiempo y se hacía evidente que mi cuerpo reaccionaba mal, empecé a tener otros síntomas: un agudo dolor en el útero, y una inflamación e infección del cuello del útero, con frecuencia muy dolorosa. Mi hinchazón recrudeció, y se juntó con una colitis y otros malestares digestivos.

Tenía miedo de otra dilatación con raspado, que algunos médicos efectúan como cosa de rutina a las mujeres que reciben terapia hormonal, y me asustaba la dolorosa cauterización del tejido cervical, que me habían dicho que era necesaria para tratar la inflamación. Sin embargo, me había enterado de que probablemente el tejido cicatricial de alguno de mis tratamientos anteriores estaba causando más daños a los tejidos circundantes. Mi ansiedad aumentó todavía más cuando tuvieron que hacerme la segunda biopsia del endometrio (eliminando parte de la mucosa que recubre el útero por medio de un catéter plástico) para verificar si tenía deterioro en el útero. Me sentía frustrada y no sabía qué hacer. Tenía que tomar una decisión antes de mi siguiente cita con el médico, en la que tal vez me recomendaría una histerectomía.

Mientras seguía haciéndome preguntas, empecé a comprender que los médicos que había estado viendo todo ese tiempo no conocían las respuestas. Parecía que no comprendían bien los complejos problemas de la menopausia, los problemas premenstruales de las mujeres jóvenes, y los efectos secundarios de las hormonas sintéticas que recetaban. Además de que sus respuestas eran contradictorias, yo sentía que no estaban convencidos de lo que convenía hacer. Pensé: *¿Cabe asombrarse entonces de que las mujeres nos confundamos, nos asustemos y nos desanimemos en momentos que de por sí nos ponen tensas?*

Decidí que debía tomar las riendas del asunto. Tal vez debía pasar más tiempo en la tienda naturista que en la botica, y aprender por lo menos lo suficiente como para elaborar mi propio tratamiento. Me faltaban respuestas a una infinidad de preguntas sobre estos suplementos hormonales. ¿Por qué no servían? ¿De qué estaban hechos y cómo funcionaban? ¿Cuáles eran sus efectos secundarios inmediatos y a largo plazo? ¿Existían otros tratamientos? ¿Exactamente qué nutrientes y ejercicios me ayudarían? Y, desde luego, la pregunta principal: ¿En el consejo de quién debía creer yo, y qué debía hacer?

Así empezó mi trayectoria de exploración por el mundo del estrógeno y de la progesterona, para descubrir los papeles de estas hormonas en la salud de las mujeres. Mi investigación no sólo me proporcionó las respuestas a todas mis preguntas, sino que al mismo tiempo me dio la oportunidad de conocer toda una serie de alternativas. Con las respuestas regresaron a mi vida la paz y la salud.

COMIENZO DE LA BÚSQUEDA

Mi propósito era encontrar un tratamiento completo y sensato para mis problemas menopáusicos. Inmediatamente después de consultar con mi médico dejé de tomar el sustituto sintético de progesterona, porque me provocaba una terrible tensión en todo el cuerpo. Sin embargo, acepté su consejo sobre el suplemento de estrógeno, y seguí tomándolo.

Al mismo tiempo empecé a investigar otras medidas de la cuales había oído hablar, como la nutrición, las verduras, y los remedios homeopáticos específicos para la menopausia. Cambié mi dieta: aumenté las verduras y frutas frescas, los cereales enteros, las semillas y los carbohidratos complejos, y disminuí la carne. Con estos cambios se suavizaron algunas incomodidades. También agregué a mi dieta algunos antioxidantes conocidos (beta caroteno, vitaminas A, C y E, y selenio), complejo B y zinc. Me enteré de que el zinc desempeña un papel importante en la actividad de las enzimas, sobre todo en relación con los linfocitos, y que es necesario para absorber la vitamina A. También me enteré de que muchos estudios han demostrado que los antioxidantes protegen al cuerpo de las toxinas.

Gracias a los tratamientos quiroprácticos para provocar el flujo y la transmisión nerviosos, fui menos propensa a las infecciones vaginales y a otras enfermedades. Me había enterado de que aunque la dieta correcta es importante, el sistema nervioso es el principal regulador del sistema hormonal. Creo que siempre hay que corregir la mala alineación de la columna y la consecuente interferencia nerviosa debido a la estrecha conexión que hay entre los nervios espinales y el sistema endocrino.

Pero eso fue durante los primeros años. Cuando entré de lleno en la menopausia, resurgieron algunos de los viejos síntomas, aunque con menos fuerza. De manera que o faltaba algo importante, o tenía que cambiar algo de lo que estaba tomando o haciendo. Estaba dispuesta a intentar lo que fuera para sentirme bien. Hablé con muchas mujeres que se encontraban en el mismo predicamento, y en determinado momento una antigua enfermera me dio una nueva idea: me habló del parche Estraderm de "liberación lenta", que se pone sobre la piel para que el estrógeno se vaya absorbiendo poco a poco y en pequeñas dosis. Me pregunté por qué mi médico no me había hablado de él.

Le pregunté si podía ponerme el parche en lugar de tomar el Premarín, y estuvo de acuerdo. De hecho, al principio me parecía que este parchecito adhesivo funcionaba mejor. Desaparecieron algunos síntomas que había tenido temporalmente, como los dolores en las articulaciones. Al principio me sentí con más energía, aunque sabía que todavía no daba con la verdadera solución.

Había leído que nunca hay que tomar estrógeno sólo, así que busqué una ginecóloga y le pregunté si podía combinarlo con progesterona para anular su efecto cancerígeno. Cuando le comenté que había reaccionado muy mal con la Provera, me recetó otro sustituto sintético de progesterona. Más tarde me enteré de la increíble diferencia que hay entre la progesterona sintética y la progesterona natural y verdadera.

No tardé en volver a sentir algunos de los mismos síntomas, pero esta vez se debieron al efecto de las hormonas sintéticas: nerviosismo, hinchazón, calambres uterinos y algunas noches de insomnio. De manera que consulté con otro médico, quien decidió reducir al mínimo la dosis de estrógeno en forma de parche. Con el paso de los meses se hizo evidente que esto tampoco daba resultado. Yo sabía que todavía había algo que no funcionaba, y todo el experimento me desilusionó. Volví a experimentar la resequedad vaginal que me había molestado antes de que empezara la terapia hormonal, con el dolor y la incomodidad que la acompañan siempre. También padecí raros dolores en el costado, a los largo de los senos cerca de los nódulos linfáticos.

El médico me cambió el tratamiento por la menor dosis posible de otro sustituto sintético de progesterona. Siguieron más ajustes: menos estrógeno y luego más; de nuevo Provera y luego menos, y así sucesivamente. Pero parecía que nada servía. En vano seguí buscando un buen equilibrio entre los dos medicamentos, pensando que el médico sabía más que yo. No entendía por qué mi cuerpo reaccionaba de esa manera a estas sustancias, o por qué con el paso del tiempo parecían hacerme más daño que bien.

Un día decidí suspender de plano la terapia, después de leer con mi lupa las letras chicas de las hojitas que venían con los medicamentos, en las que se enumeraban los riesgos y advertencias. Algunas de las reacciones negativas que pueden presentarse con las hormonas sintéticas son enfermedades del hígado, tumores malignos en el pecho o en los genitales, retención de líquidos, síndromes parecidos a la cistitis, jaquecas, nerviosismo, soñolencia, edemas, depresión mental, insomnio, cansancio y dolor de espalda. Las advertencias de los empaques señalan también que los medicamentos pueden provocar o agravar enfermedades como la epilepsia, la migraña, el asma y la disfunción cardiaca o renal. Todos los estrógenos y las progestinas que se recetan normalmente contienen listas parecidas de sus efectos secundarios.

Era natural que yo me sintiera mal. Empezó a molestarme que los conocimientos que necesitaba desesperadamente sobre asuntos de salud tan importantes no estuvieran a disposición de las mujeres. En ocasiones me preguntaba si llegaría a la postmenopausia, cuando no soportaba la menopausia. Francamente, entonces me daba miedo tomar estrógeno y sustitutos de progesterona, que por entonces entendía que eran la única fuente de progesterona.

Pero reconozco que los medicamentos me proporcionaban cierto alivio. Cuando dejé de tomarlos, reaparecieron los antiguos síntomas. Incluso noté que mis ajustes quiroprácticos eran mejores cuando yo estaba bajo terapia hormonal. También experimenté un fenómeno interesante durante esos años en que dejaba y retomaba constantemente la terapia hormonal. Cada vez que dejaba de tomar las hormonas, sentía dolores en las articulaciones y las rodillas. Al relacionar mi terapia hormonal con estas señales y estos síntomas, sospechaba que las hormonas (o su falta) tenían que ver con esta reacción. Entonces me enteré de que otras mujeres también han asociado sus dolores musculares y articulares con la menopausia.

Por una parte, no tomar los medicamentos era una manera obvia de evitar la reacción negativa que podían causarme; por otra parte, significaba perder sus beneficios temporales. En mi cabeza y en mi cuerpo se libraba una constante batalla. Volví a usar el parche Estraderm y empecé a leer cuanto encontraba sobre las hormonas, a fin de descubrir una nueva perspectiva.

Mis esperanzas se transformaron en verdadero temor cuando leí lo siguiente en un informe del doctor Brian Henderson: "El parche produce niveles más altos de la forma más potente de estrógeno (estradiol), que el Premarín, proporcionando a las mujeres casi tanta hormona como la que ellas mismas podrían producir. El efecto es que el riesgo de cáncer de pecho es mucho mayor con el parche que con el Premarín". Necesité esa terrible advertencia para poner fin a casi diez años de experimentar con hormonas sintéticas. Nunca encontré una combinación o una dosis de estas hormonas que me proporcionara suficientes beneficios para compensar sus inevitables efectos secundarios. Sentí que era una bendición que no hubiera contraído cáncer, pero estaba terriblemente confundida. ¿Qué iba a hacer ahora?

El principio de la solución apareció cuando llegó el boletín del doctor Julian Whitaker en *Health & Healing*. Lo que decía alentó mis esperanzas. La información y los números telefónicos que proporcionaba me dieron las respuestas a algunas de las preguntas que yo le había hecho a los médicos durante años: "¿Qué hace exactamente la progesterona? ¿Cómo podemos conseguir hormonas naturales? ¿Necesitamos siempre una receta?" ¿Sería posible que lo que yo estaba a punto de explorar realmente acabara con mi búsqueda interminable? ¿Sería posible que mis temores y ansiedades pasaran a ser cosa del pasado? Francamente, eso era lo que esperaba.

Pronto, mi buzón se llenó de resúmenes de las investigaciones que yo había solicitado. Me informaban que había una fuente de progesterona natural de origen vegetal que no producía ninguno de los efectos secundarios de los sustitutos sintéticos. Llena de esperanza, seguí leyendo las alentadoras palabras del doctor John R. Lee, publicadas en la revista *Medical Hypotheses:* "La progesterona es barata, ya que se consigue de muchas fuentes vegetales, y no produce efectos secundarios".

En un folleto didáctico distribuido por la Women's Health Conection de Madison, Wisconsin, encontré más información:

el doctor Russell Marker, profesor de química de la Universidad del Estado de Pennsylvania, descubrió el proceso para producir progesterona natural, que se obtiene del camote y de frijol de soya. Durante la década de 1930, mientras el doctor Marker experimentaba en las selvas mexicanas con las sapogeninas, que son un grupo de esteroides vegetales, se dio cuenta de que podía obtener progesterona, mediante un proceso químico, de la sapogenina diosgenina. La progesterona se encuentra naturalmente en los camotes.

A diferencia de la medroxiprogesterona (nombre químico de la Provera), la progesterona micronizada natural es una reproducción química exacta de la progesterona que fabrica nuestro cuerpo.

Otra diferencia inmediata entre la medroxiprogesterona y la progesterona natural es que la hormona sintética realmente baja el nivel de progesterona en la sangre de la paciente. Algunas mujeres que toman medroxiprogesterona para combatir el SPM o para equilibrar el estrógeno durante la menopausia, informan que sufren jaquecas, tienen cambios de humor y retienen líquidos.

Mientras más información recibía, más preguntas se me ocurrían. ¿Cómo, por qué, y dónde funciona la progesterona natural en nuestro cuerpo? Las respuestas me llegaron después, y con ellas formé todo un capítulo de este libro. Pero me estoy adelantando. Yo estaba tan aliviada por descubrir que esa hormona natural existía, que de inmediato ordené un frasco de una crema hecha con estos esteroles vegetales que se encuentran naturalmente en las plantas. No necesité prescripción médica. Cuando llegó, leí rápidamente las instrucciones y me apliqué la crema en la piel. Se trata de una preparación soluble en grasa que se absorbe primero por la piel, de donde pasa a la capa grasa que se encuentra debajo, de ahí al torrente sanguíneo, y así circula por el cuerpo.

En los días y meses que siguieron experimenté una tranquilidad y una paz que no había sentido en años. Disfrutar de mi nuevo bienestar era como vivir en un cuerpo nuevo, sin agudos dolores uterinos, sin hinchazón, sin tensión. Por encima de todo, estaba llena de energía y podía dormir por la noche. Seguí usando la progesterona diariamente, sabiendo que era segura. Me trajo innumerables beneficios para la salud, sin prolongar artificialmente mis periodos menstruales por el resto de mi vida.

Rápidamente aprendí que con la terapia hormonal natural (THN) era importante que usara el producto diariamente durante tres semanas de cada mes. A esto añadí mi régimen de vitaminas, minerales y otros suplementos nutritivos, el cuidado quiropráctico y ejercicio. Descubrí que todos estos factores eran vitales para que gozara de una salud óptima y para apoyar mi programa natural de reemplazo hormonal. La progesterona de origen vegetal redujo de manera impresionante las afecciones que ya he mencionado: la retención de líquidos, la colitis, el dolor en las articulaciones y las alteraciones del sueño. Conforme desaparecían mis incomodidades, me percataba de que esta asombrosa "fitohormona" eliminaba mi tensión y me llenaba de bríos y energía.

A medida que recuperaba mi actividad, descubría una paz mental difícil de describir. Los beneficios no tardaron en ser patentes para mí. Encontré, como la mayoría de las mujeres con que he hablado, que si me aplicaba cada mes el contenido de aproximadamente un frasco de dos onzas de crema de progesterona en diferentes partes de la piel, se remediaban casi todos mis problemas. A lo largo de este libro doy más detalles sobre cómo y dónde conseguir la crema. En el Apéndice A indico otras formas de usar la hormona.

Desde luego, me enteré de que la progesterona no sólo se encuentra en forma de crema, sino también en cápsulas (micronizadas para mejor absorción). Hice que mi internista me extendiera una receta por una dosis determinada, para que me la surtiera una de las muchas farmacias especializadas en productos naturales. Con la presentación de la receta queda cubierta por la mayoría de las aseguradoras, con lo que esta terapia resulta muy cómoda. Se vende en diferentes ciudades del país (véase el Apéndice G). Además de la crema, pueden conseguirse gotas sublinguales y un rocío micronizado que se aplica a las membranas mucosas de las mejillas. En algunos estudios se ha descubierto que el método sublingual proporciona aproximadamente el triple de concentración que algunas cremas que no requieren prescripción.

Añadí las cápsulas micronizadas a mi programa de hormonas naturales por dos sencillas razones: (1) sabía exactamente cuántos miligramos tomaba, y (2) las pagaba el seguro. En aquel tiempo no quería hacerme las pruebas de sangre o de saliva debido a la incomodidad y al gasto. La decisión me dio buenos resultados durante varios años. Nunca me había sentido mejor.

Sin embargo, conforme leía y aprendía más, me daba cuenta de que, si bien la receta indicaba exactamente cuántos miligramos tomaba yo, esta cantidad no por fuerza era la misma que absorbía mi cuerpo. Surgieron algunas interrogantes: "Después de que la progesterona se transforma en el hígado, ¿cuánta progesterona real se obtiene? ¿Funciona el hígado con el cien por ciento de eficacia?" Como no conocía las respuestas, consideré prudente empezar a disolver las píldoras bajo la lengua*.

Al mismo tiempo estoy muy satisfecha con los resultados de la crema transdérmica de progesterona, que uso siempre. A veces, cuando me duele la espalda, las caderas o las rodillas, me doy un masaje con ella en esas partes. Ahora los médicos informan que las

---

* Las necesidades de cada persona son muy específicas y dependen del estado de su hígado y de sus glándulas suprarrenales. Por lo tanto, habrá quien necesite una evaluación de la tensión de sus suprarrenales y de su equilibrio hormonal.

pacientes sienten alivio cuando se frotan crema o aceite de progesterona directamente en la coyuntura o en la parte con dolor.

Para todas nosotras es importante preguntar antes de elegir qué tipo de producto usar. Tenemos que evaluar la fuerza y la pureza del producto, la calidad del sistema de absorción, y relacionar el producto con la severidad de nuestros síntomas y con el predominio del estrógeno. Mi conclusión es que bien valen la pena el tiempo y el esfuerzo necesarios para satisfacer nuestros requisitos personales.

He aprendido mucho sobre la progesterona, sobre todo desde que encontré uno de los libros con más información sobre el tema: *Natural Progesterone: The Multiple Roles of a Remarkable Hormone*. Su autor, el doctor John R. Lee, no sólo nos habla de la estructura molecular de la progesterona y de la relación que hay entre nuestras hormonas naturales, sino también de las diferentes ventajas de utilizar la crema. Con frecuencia le preguntan cuánto tiempo deben utilizar las mujeres esta crema de progesterona natural y él responde: "Quiero que la utilicen hasta que cumplan 96 años, para hacerles una nueva evaluación entonces".

Después de que puse en práctica lo que finalmente sabía que era esencial para mi salud general, me enteré de los extensos beneficios de la terapia de reemplazo hormonal natural para otros problemas de salud. Cabe mencionar entre los principales el cáncer, la osteoporosis y las cardiopatías. Es bien sabido que el empleo de hormonas sintéticas aumenta los riesgos de que padezcamos cáncer de mama o del endometrio. Esto no sucede con la progesterona natural. En cuanto a la osteoporosis, hace poco se supo la importancia de este tipo de terapia hormonal para la pérdida de huesos. Aquí presentaré testimonios de que la terapia con progesterona natural puede ponerle un alto a los efectos de la osteoporosis, e incluso hacerles dar marcha atrás. Todos estos asuntos se tratan en diferentes partes de este libro, igual que la relación entre la progesterona y los problemas cardiovasculares.

Muchas veces, cuando descubrimos soluciones para tener una salud óptima, descubrimos también que las respuestas no se encuentran sólo en un área de las ciencias naturales, sino en muchas. Los alimentos crudos, los suplementos nutritivos naturales y el ejercicio son algunas maneras saludables de acrecentar el propio poder curativo del cuerpo. Pueden ayudarnos a lograr mayor claridad mental, más serenidad y también más confianza en el poder de Dios. Por medio de estos canales podemos transformar nuestra ansiedad y nuestra tensión negativa en oportunidades positivas para crecer, aprender y servir a los demás.

VICTORIA Y RESPONSABILIDAD

Al pensar en las legiones de mujeres que han entrado en conflicto con sus médicos, y han discutido con ellos tratando de mejorar su salud, recordé la lucha de Hellen Keller, tal como la describe en un libro de reciente aparición, *Light in my Darkness (Luz en mi oscuridad)*. No pude dejar de sentirme afectada por lo que su editor describe como "la inquebrantable fe [de Hellen] en el plan de Dios, mientras luchaba, y luego cuando encontró, gracias a su religión, que todas las vidas humanas tienen importancia y dignidad sagradas".

Al enfrentarnos a la desgracia, a veces sucumbimos ante nuestros impedimentos y prejuicios, y otras veces los superamos. Y, como Hellen lo expone con toda claridad: "La vida, o es una emocionante aventura, o no es nada". Conforme progresamos con los conocimientos que tenemos a la mano, vamos estando mejor preparados para los desafíos del mañana: tenemos algo más de sabiduría para hacer nuestras elecciones y somos más cuidadosos para protegernos y proteger nuestra dignidad.

En cuanto a mí, el momento en que me enteré de lo que es bueno y natural para nuestra homeostasis (equilibrio interno) fue el momento de la verdad que nunca olvidaré. Entonces supe (y mi experiencia me lo confirmó) lo que debo transmitir a otras mujeres que sufren por los desagradables efectos secundarios de las hormonas sintéticas y de otros medicamentos relacionados con ellas.

Hay que confiar en nuestra intuición. Si al principio el médico dice: "Ah, usted se preocupa demasiado por la menopausia y por la terapia de reemplazo hormonal", hay que pedirle que ordene análisis de la hormona luteineizante o de la hormona estimulante de los folículos; estas hormonas miden los mensajes hormonales que se transmiten entre la pituitaria y los ovarios. Hay que pedir estos análisis antes que el médico ordene diuréticos o pastillas para el dolor, el insomnio, los "nervios" o la hipertensión. Sin embargo, cabe tomar nota de que, si bien la hormona estimulante de los folículos aumenta durante la menopausia, Sandra Coney, en *The Menopause Industry: How the Medical Establishment Exploits Women*, afirma que los médicos no se ponen de acuerdo sobre qué nivel confirma que se ha llegado a la menopausia, y agrega que "las hormonas pueden fluctuar desmesuradamente durante la transición a la menopausia (de los 40 a los 50 años de edad) e incluso algunos meses después del último periodo; por ello, los análisis bioquímicos no indican exactamente si una mujer es menopáusica, y en realidad no sirven de mucho".

Según el doctor John R. Lee, el doctor Peter Ellison, de la Universidad de Harvard, "ha demostrado que en la saliva se mide de manera más exacta el nivel de funcionamiento del estrógeno y de la progesterona", no en la sangre. Y agrega que eso es lógico y menos caro. Para saber si hay que ordenar un equipo para medirse el nivel de hormona en la saliva, en la intimidad de su hogar, véase el capítulo 7. Hay laboratorios que efectúan esta prueba de manera más exhaustiva, si el médico la solicita.

El médico puede recetar medicamentos de uso momentáneo sin hacerle ninguna prueba, tranquilizándola con las palabras: "Esto la calmará para que pueda pasar el día, y también la ayudará a dormir".

¿Le parece que ya ha escuchado estas palabras? No olvide que, siendo tantas las pacientes que necesitan la atención de su médico, una vez que usted sale del consultorio, desaparece de su memoria. Al final, *sólo usted responde por usted* misma. Nadie más esta dispuesto a invertir tanto tiempo y esfuerzo en su salud, como usted misma.

La invito a enterarse de cómo y por qué la progesterona de origen vegetal puede prevenir los síntomas del SPM, la menopausia, la osteoporosis, la fibrosis mamaria, la dolorosa endometriosis, y hacer retroceder alteraciones que van desde los coágulos de sangre hasta la atrofia vaginal, e incluso algunas formas de cáncer. Y si la progesterona sola no le da resultados, también la animo a enterarse de que algunos médicos y sus pacientes están pensando en la posibilidad de utilizar progesterona y estriol (o plantas estrogénicas) para tratar estas mismas afecciones (véanse más detalles en los capítulos 2 y 5).

Espero que este libro proporcione las merecidas soluciones a otras mujeres que, como yo, han experimentado el SPM o dificultades en el parto, o han llevado a cabo el complicado recorrido a través de la menopausia, la perimenopausia y la postmenopausia.

CAPÍTULO 2

DEFICIENCIA DE PROGESTERONA SÍ; DE ESTRÓGENO, TAL VEZ...

*El que los médicos receten estrógenos por sí solos
representa una victoria de la publicidad sobre la ciencia.*

Doctor John R. Lee.

La mayoría de las mujeres no desean precipitarse al consultorio de su médico cada vez que sufren un dolor o que las aqueja una enfermedad menor. Tal vez, como yo, sencillamente temen que las diagnostiquen mal o regresar a casa con otro paquete de potentes medicamentos junto con sus inevitables efectos secundarios. O quizá les preocupa soportar una avalancha de análisis, para que después posiblemente les digan que no tienen nada y les cobren unos honorarios desorbitados.

A medida que envejecemos, nuestro cuerpo nos parece menos solidario y nos hace pasar por muchas pruebas y desafíos. Esto lo he visto en mujeres mayores que yo, parientes y amistades mías cuyo frágil cuerpo empieza a sufrir de las articulaciones y de artritis. Tampoco puedo olvidar a mi madre y a mis tías, que, ya ancianas, se movían con muchas precauciones, y vivían lo mejor que podían con sus dolores. Y a las innumerables mujeres que acaban dependiendo de su familia, de sus amigos o refugiadas en asilos. Como la mayoría no recibió terapia hormonal natural, lo más probable es que se acentúen los síntomas de osteoporosis y los problemas cardiacos, que obligan a llevar una vida sedentaria.

Lo maravilloso es que podemos evitar y suavizar estos padeci-mientos. Nuestra labor consiste en remediar la falta de información sobre lo que le sucede a nuestro cuerpo en la pubertad y durante el ciclo menstrual, y antes, durante y después de la menopausia. La mujer común y corriente no sabe nada sobre las causas de muchos de los problemas a los que se enfrenta en estas etapas, con el resultado de que puede aceptar terapias o tratamientos que realmente no son lo mejor. A menos que nos hagamos cargo de nuestro propio cuerpo, seguiremos experimentando las mismas consecuencias traumáticas.

En las próximas páginas analizaremos de cerca todo esto. Pero primero me gustaría examinar la información básica relacionada con el sistema hormonal de las mujeres, definir algunos términos que emplearé en este libro y analizar algunas de las terapias médicas más frecuentes.

EL EQUILIBRIO HORMONAL CORRECTO

Tanto la progesterona como el estrógeno son vitales para la vida y el bienestar de las mujeres. Estas hormonas son producidas sobre todo por los ovarios desde la pubertad. El estrógeno se produce para el resto de la vida. Ambas hormonas se encuentran en un delicado equilibrio; la alteración de este equilibrio puede tener un efecto impresionante en la salud de la mujer. Además, la cantidad de estas hormonas que el cuerpo produce mes tras mes y año tras año puede variar, dependiendo de un sinnúmero de factores, como el estrés, la nutrición y el ejercicio.

Por último, al inicio de la menopausia hay un cambio radical: la producción de estrógeno disminuye notablemente y la producción de progesterona se interrumpe. Con esto cambia de manera impor-tante el fino equilibrio que el cuerpo ha tratado de mantener entre las dos hormonas hasta ese momento. Inevitablemente, este dese-quilibrio provoca los desagradables síntomas menopáusicos que muchas mujeres experimentan.

Éste puede ser un buen momento para señalar que el colesterol es la base química de muchas de nuestras hormonas. No se hace suficiente hincapié en la importancia del colesterol benigno. El colesterol es el primer paso de un proceso complejo. Se convierte en pregnenolona, que es el antecedente tanto de la progesterona como de la dehidroepiandrosterona (DHEA). A la vez, la androstenediona, la testosterona y los estrógenos proceden de una u otra de estas hormonas. De manera que tanto la progesterona como los estrógenos, la testosterona y la DHEA proceden del colesterol.

Se cree que el estrógeno es la hormona sexual *femenina*. Esta hormona desencadena todos los cambios que ocurren en el cuerpo de las niñas durante la pubertad y los sostiene posteriormente; además, desempeña una función vital en el ciclo menstrual. A diferencia de la progesterona, que es una sola hormona, el estrógeno en realidad es el nombre genérico de un grupo de aproximadamente 20 hormonas femeninas de estructuras y funciones muy parecidas. Los estrógenos más importantes son el *estrón*, el *estradiol* y el *estriol*.

En este libro hablaremos del estrógeno como si fuera una sola hormona, sin olvidar que en realidad estamos hablando de las acciones de uno o más estrógenos. Sólo identificaremos cada estrógeno por separado cuando venga al caso.

Tanto la progesterona como el estrógeno tienen muchas funciones en el cuerpo de la mujer madura, pero probablemente la más importante para nuestro primer análisis es su papel en el control del ciclo menstrual, en el cual estas dos hormonas funcionan en un delicado equilibrio para controlar las funciones reproductivas de la mujer, programar el ciclo, y sostener cualquier posible embarazo. A una señal de la hormona que estimula los folículos (HEF), la cual libera un óvulo para que madure, el estrógeno empieza a formar el endometrio y controla la primera parte del ciclo. Este ciclo no se inicia cuando no hay un buen nivel de estrógeno. La producción de estrógeno sube gradualmente, llega al máximo inmediatamente antes de la ovulación, y luego baja durante el resto del ciclo.

Por otra parte, los ovarios aumentan de manera impresionante su producción de progesterona durante la ovulación, aproximadamente a los 12 o 13 días del ciclo, impulsados por la hormona luteinizante (HL) de la glándula pituitaria, que es la misma hormona que estimula la liberación del óvulo. El nivel de progesterona alcanza rápidamente su punto máximo en tres o cuatro días, superando el nivel del estrógeno y, si ocurre la concepción, permanece alto para formar y conservar el endometrio (mucosa uterina). La progesterona, que domina y controla esta segunda mitad del ciclo, es esencial para que el feto sobreviva y para que siga desarrollándose hasta nacer. De hecho, su nombre se deriva de su función principal: "pro-gestación". No obstante, la progesterona desempeña muchas otras funciones en el cuerpo de la mujer, y su impacto en nuestra vitalidad y nuestra salud es mucho mayor del que podríamos suponer.

Si en el lapso de 10 a 12 días no ocurre la concepción, los niveles de progesterona y de estrógeno bajan rápidamente, ocurre la regla o menstruación, y el ciclo se reinicia. El impresionante descenso de progesterona hace que el cuerpo se desprenda del endometrio. Además, se ha descubierto que cuando hay suficiente progesterona antes de la ovulación (esto es, antes de su producción normal), ninguno de los ovarios libera un óvulo. El descubrimiento de este fenómeno permitió que se fabricaran píldoras para el control de la natalidad, con preparaciones parecidas a la progesterona, que simulan algunas de las funciones de esta hormona.

Durante la menopausia, el cuerpo produce menos estrógeno e interrumpe la producción de progesterona. La cantidad de estrógeno cae por debajo de lo necesario para iniciar otro ciclo menstrual, de manera que ya no hay más ciclos. Sigue habiendo estrógeno, aunque en niveles bajos. Por su parte, el nivel de progesterona baja casi a cero. Para todos los fines prácticos, el cuerpo de la mujer deja de producirla. En estas condiciones se encuentra el cuerpo de la

mujer después de la menopausia: tiene pocas cantidades de estrógeno, y una virtual ausencia de progesterona.

En circunstancias óptimas, antes de la menopausia, los efectos de
la progesterona anulan los efectos fisiológicos negativos de los
estrógenos. Sin embargo, en la menopausia, el desequilibrio de estas
hormonas hace que se presenten los nocivos efectos del estrógeno:
la tendencia a acumular grasa en el cuerpo y a retener sales y líquidos,
la depresión y las jaquecas, y el aumento de coágulos de sangre, que
son las conocidas quejas de muchas menopáusicas. Como veremos
después, este mismo desequilibrio entre la progesterona y el estrógeno suele causar el SPM de las premenopáusicas.

Por ello, es evidente que gran número de mujeres pueden beneficiarse con suplementos de progesterona. Ésta es muy eficaz para
tratar o prevenir los padecimientos que acabo de enumerar, así como
la irregularidad menstrual, los cólicos, los abortos expontáneos, la
esterilidad, la incontinencia, la endiometrosis, los bochornos, los
sudores nocturnos, la resequedad vaginal, las cardiopatías vasculares
y otras enfermedades, porque restablece el equilibrio entre el estrógeno y la progesterona.

Hasta hace poco, el mercado estaba a la espera de un abastecimiento abundante y barato de progesterona. De hecho se identificó
una fuente hace más de 15 años, cuando los científicos descubrieron
sustancias parecidas a la progesterona en varias plantas. Una de estas
fue la diosgenina*, encontrada en el camote silvestre. Lo más importante es que los investigadores no tardaron en descubrir que esta
sustancia natural podía convertirse fácilmente en un compuesto
muy parecido a la progesterona producida por nuestro cuerpo.
Desde hace poco se elabora con ella una crema natural segura y
barata. De manera que ahora tenemos la progesterona a nuestra
desposición.

---

* La diosgenina es una de cien fitogeninas (de la *Dioscorea* y de otras plantas) que tienen un rasgo que
imita a la hormona.

EL TRATAMIENTO ESTÁNDAR

Por desgracia, las sustancias naturales no pueden patentarse ni proporcionan los pingües beneficios de los medicamentos de patente. De manera que la industria farmacéutica puso de inmediato manos a la obra e inventó productos parecidos a la progesterona, sintéticos y lucrativos, que necesitaban prescripción médica, derivados de esta misma fuente de progesterona natural. Pronto, la industria creó toda una nueva clase de sustancias llamadas progestinas, que actualmente forman parte de las píldoras para el control de la natalidad, y que son preferidas por los médicos para tratar el SPM y los síntomas menopáusicos. Una de ellas, Provera, fue la que me recetaron en un principio, cuando casi no se prestaba atención al posible uso de la progesterona natural.

Ahora diré algo sobre los nombres de estas sustancias sintéticas, porque hay mucha confusión al respecto. Tanto algunos textos como algunos médicos se refieren a las progestinas como "progestogenes, progestantes o progestenos". En Europa las llaman "gestagenes". En aras de la claridad, en este libro las llamaré "progestinas" Pero hay que recordar que todos estos nombres se refieren al mismo grupo de sustancias.

Muchos médicos siguen llamando "progesterona" a todas estas sustancias, aunque este es un error grave. Sólo hay una progesterona, y es la sustancia natural. Las progestinas que tanto recetan los médicos son sustancias sintéticas derivadas de pequeñas cantidades de fuentes botánicas, que imitan algunas funciones de la progesterona, y que tienen ventajas para determinadas aplicaciones, pero todas son químicamente diferentes de la progesterona. Esta diferencia química hace que todas las progestinas tengan importantes efectos secundarios, en tanto que no se conoce ningún efecto secundario de la progesterona. Es importante repetirlo: todas las progestinas tienen importantes efectos secundarios; en cambio, la progesterona natural no produce ninguna reacción adversa que se sepa. Más tarde volveremos a hablar de esto.

Las progestinas tienen unas cuantas ventajas. Se ingieren por vía oral, lo que es muy conveniente. Además, las tabletas permiten administrar dosis determinadas y constantes, por lo que es conveniente recetarlas. Finalmente, su naturaleza sintética dificulta que el cuerpo las metabolice (lo que no sucede con la progesterona natural), de manera que permanecen mucho más tiempo en él y tienen efectos mucho más prolongados. Esto tiene su lado bueno y su lado malo: así como se prolongan los efectos buenos, también se prolongan los malos.

La parte de los efectos secundarios no debe tomarse a la ligera. En su libro *Natural Progesterone*, el doctor Lee reproduce parcialmente la lista de efectos secundarios de Provera, la progestina más utilizada para la menopausia. Incluye cinco advertencias específicas (entre ellas, la pérdida súbita y parcial de la visión, y la embolia pulmonar), ocho contraindicaciones (padecimientos que ya pueda tener la paciente, que prohiben que se use el medicamento), diez reacciones negativas que pueden presentarse (como sensibilidad del pecho, acné, y cambios de peso) y cinco consecuencias más (jaquecas, pérdida del cabello, cambios del apetito) que se han observado cuando se toma Provera junto con estrógeno. En cambio, la progesterona natural, repito, no tiene efectos secundarios conocidos.

LOS PELIGROS DE SER UNA PACIENTE

Como sea, muchas somos reacias a tomar sustancias artificiales. En el fondo sabemos que la mayor parte de las hormonas y los medicamentos sintéticos que tomamos no corrigen la verdadera causa de nuestros síntomas, sino que sólo los alivian temporalmente, disfrazando el problema. Con todo, muchas veces no sabemos a dónde dirigirnos. Escuchamos al médico que decididamente nos aconseja que prosigamos con el medicamento recetado. Nos da una fugaz esperanza de que vamos a poner fin a estas calamidades, diciéndonos:

"No le ha dado usted tiempo al medicamento" o "Déle tres (o seis) semanas (o meses) más de tiempo".

Puede que usted ya haya experimentado algunos efectos secundarios o que se haya sentido peor desde que empezó a tomar el medicamento y se pregunte: "¿Qué hago ahora? ¿Seré capaz de sobrellevarlo?" En mi propio caso, traté de encontrar la manera de enfrentar este dilema, así como mi resentimiento con un sistema que no llegaba a la causa de mis problemas. Como dice el autor Peter S. Rhodes, traté de "reflexionar y tomarlo todo en cuenta".

Me puse en los zapatos de los médicos que hacían lo que podían para tratarme en aquella época y me dije: "Los médicos están muy ocupados, tienen sus antesalas repletas y reciben muchas llamadas de emergencia. Se van cansados a su casa; ¿qué pueden hacer para mantenerse al tanto de los últimos descubrimientos?". Reciben constantemente nueva información y una serie de artículos de las publicaciones científicas. Y, por supuesto, también tienen que encontrar tiempo para participar en los seminarios comerciales de los laboratorios y en las conferencias de sus representantes.

Pronto, mi "reflexión tomándolo todo en cuenta" empezó a desvanecerse. Había tratado de darle a mis médicos el beneficio de la duda, pero estaba perfectamente consciente de algo que no es ningún secreto: que los laboratorios farmacéuticos y las promociones de diferentes medicamentos pesan mucho sobre ellos. Me di cuenta de que los consejos que me daban podían ser tendenciosos.

En ese preciso momento decidí dejarme de reflexiones y empezar a actuar. La frustración que sentía me obligó a encarar mi propia ambivalencia. Si quería que mis preguntas recibieran respuestas francas, había llegado la hora de que explorara por mi propia cuenta y de que me hiciera responsable de mi propia salud. Era hora de ponerme a trabajar. Lo que descubrí fue lo siguiente.

Un negocio jugoso

La población que está entre la pubertad y la postmenopausia proporciona pingües ganancias a los laboratorios farmacéuticos. Sin embargo, el negocio multibillonario de la industria farmacéutica de Estados Unidos cobra su cuota a más de medio millón de mujeres, en especial a las que pasan por la crisis de la edad madura. No asombra que cada vez se escriban más libros sobre cómo explota la medicina a las mujeres y sobre nuestra necesidad de protegernos para no ser utilizadas como "conejillos de Indias hormonales".

A la consumidora se le malinforma sobre las sustancias adulteradas comercialmente que ahora se emplean para crear productos a base de estrógenos y progestinas, a pesar de que el cuerpo casi no puede aprovecharlos, y se le dice que son "la fuente de la juventud". Al mismo tiempo, ya que las fitohormonas, que el cuerpo sí puede aprovechar, no tienen cabida en el mundillo que favorece los medicamentos lucrativos, se hace caso omiso de ellas. Lo triste es que esta falsa información sobre los estrógenos se da a mujeres vulnerables que buscan desesperadamente algún alivio.

No importa lo que digan los "entendidos": "El estrógeno es un medicamento peligroso en potencia, que provoca importantes efectos secundarios", advierte el doctor Lawrence Riggs, de la Clínica Mayo. No obstante, la industria farmacéutica cultiva un gran mercado entre las menopáusicas, pues al hacerle publicidad al estrógeno informa que es "esencial para la buena salud y la feminidad de las mujeres". Sin embargo, así como crecen las ventas, aumenta el cáncer del endometrio y de las mamas.

La promoción del estrógeno: lucha de poderes

Se considera que el estrógeno es uno de nuestros medicamentos de receta más potentes. En *The Menopause Industry: How the Medical Establishment Exploits Women*, Sandra Coney narra esta sórdida historia: "Durante casi 30 años, se advirtió esporádicamente sobre los peligros del estrógeno. En particular, se sabía que el estrón, que es la forma de estrógeno del Premarín, podía relacionarse con el cáncer del endometrio". Sandra descubrió que ya en 1947, el doctor Saul Gusberg, de la Universidad de Columbia, decía que el pronto uso del estrógeno era "promiscuo", y advertía que lo que se hacía era "experimentar con humanos". El doctor había observado que demasiadas usuarias de estrógenos iban a consulta para dilatación y raspado debido al sangrado anormal causado por el exceso de estimulación del endometrio, así como por cambios comprobados de úteros cancerosos y precancerosos.

Con el tiempo y con más investigación sobre los serios problemas que estaban ocurriendo, la FDA insistió por fin en que todas las recetas incluyeran advertencias sobre el riesgo de cáncer, coágulos de sangre, enfermedades de la vesícula y otras complicaciones. Cuando el público se enteró de estas prevenciones contra el estrógeno, las ventas empezaron a bajar. Sin perder un momento, la Asociación de Productores Farmacéuticos de Estados Unidos y Hill and Knowlton, la empresa de relaciones públicas de Ayerst Pharmaceutical, presentaron estrategias de ventas e hicieron una intensa campaña de publicidad, parte de la cual enviaron como artículos a varias revistas (*Reader's Digest, McCall's, Ladies' Home Journal* y *Redbook)* y a 4,500 diarios suburbanos para "informar que la terapia de reemplazo del estrógeno era eficaz en el tratamiento de los síntomas de la menopausia".

Quienes tenían intereses pecuniarios se oponían a tal grado al plan de la FDA de incluir advertencias en los empaques, que tomaron medidas legales porque "al informar a los pacientes se reducirían las ventas de los medicamentos con estrógeno y, con ello, se reducirían las ganancias". Otras organizaciones se les unieron: el Colegio Norteamericano de Obstetricia y Ginecología, el Colegio Norteamericano de Medicina Interna, y la Sociedad Norteamericana del Cáncer, declarando que "al darle información a las pacientes se violaba el derecho de los médicos a decidir qué información proporcionar a sus pacientes y se amenazaba la autonomía profesional de la medicina". Con el tiempo, la Red Estadounidense para la Salud de las Mujeres presentó ante los tribunales un alegato en favor de la FDA, que ganó.

La terapia hormonal con productos sintéticos sigue constituyendo un pingüe negocio. Sin embargo, dados los riesgos que implican los medicamentos, a lo largo del tratamiento se va solicitando toda una serie de lucrativos análisis, procedimientos y medicamentos, desde biopsias, mamografías, histerectomías, dilataciones y raspados, hasta analgésicos, medicamentos para controlar la presión, diuréticos, y frecuentes visitas al médico. Cuando se presentan reacciones negativas pueden hacerse hasta 175 combinaciones de tratamientos para irlos poniendo a prueba.

Muchas no reconocemos cuando pueden habernos dado una hormona equivocada. Dependemos por completo de lo que nuestros médicos nos aconsejen sobre los nuevos productos que salen al mercado. Sin embargo, con el paso de los años, al no obtener resultados con los medicamentos producidos con costosas tecnologías, percibimos el fondo de codicia que hay en la promoción de los productos, sacrificando la salud pública. Lenta pero seguramente empezamos a pensar dos veces lo que nos espera y hacemos más preguntas que ponen en jaque el monopolio de información de los médicos.

Muchas veces, lo que los médicos llaman "grandes descubrimientos" se justifica en nombre de la "protección al consumidor". Sin embargo, necesitamos ser cuidadosas y entender qué es lo mejor para nuestro bienestar. Creo que deberíamos tomar seriamente en cuenta las palabras que el doctor John Lee pronunció hace diez años acerca de esta frustrante situación:

Empezamos a darnos cuenta de que el estrógeno nunca debe darse sin progesterona, debido al riesgo de que produzca carcinoma del endometrio. Esto hace que la progesterona natural sea valiosa en aquellos casos en que es necesario tratar los síntomas menopáusicos... Me parece sorprendente que, dada la gran cantidad de referencias de apoyo médico con que actualmente se cuenta, siga recetándose estrógeno sin su concomitante progesterona.

Anteriormente mencioné las diferentes formas de estrógenos. En esta sección debo volver a hacer hincapié en que con frecuencia se recetan dos formas de estrógeno sintético (el estradiol y el estrón), a pesar de que pueden formar tumores. La doctora Lita Lee afirma que "Se cree, aunque no se ha comprobado, que el estrón es todavía más cancerígeno que el estradiol". Estas noticias son malas, porque el estradiol que se administra por vía oral se convierte sobre todo en estronio en el intestino delgado.

La próxima vez que su médico le recete estas preparaciones químicas, puede hacerle esta pregunta: ¿Por qué se receta el Premarín, que está hecho de estrón y estradiol, cuando se ha informado que estas hormonas son posibles fuentes de cáncer?

Un estudio del que habla el doctor Graham A. Colditz en *Cancer Causes and Control*, mostró que el riesgo de cáncer de mama para las mujeres que habían consumido hormonas sintéticas durante más de cinco años era del 59%, más otro 35% para las mujeres que tenían 55 años o más. El doctor Colditz, en colaboración con la Escuela de Medicina de Harvard, estudió a 121,700 enfermeras durante un total de 16 años. Un informe posterior, publicado en el *New England Journal of Medicine* el 15 de junio de 1995, presentó cifras parecidas y observó "un aumento del riesgo, claro e importante", relacionado con la terapia común y prolongada de hormonas sintéticas.

Personalmente he presenciado cómo más de una de mis amigas o colegas, tras tomar diferentes sustancias estrogénicas durante 20 o 30 años, se somete a una mastectomía y dos años después a otra, para morir en otros cinco años. Se le negó la buena calidad de vida en los que debieron ser sus años dorados.

Todas debemos estar mejor informadas para evitar un resultado que puede ser trágico. Si por cualquier razón usted necesita estrógeno, pida la forma que puede ser más segura, el *estriol,* sobre el cual nos extenderemos más adelante, en este capítulo y en el capítulo 5. Como sea, no lo tome antes de investigar otras posibilidades.

LA VERDADERA PROGESTERONA ES NATURAL

Numerosas investigaciones confirman y reiteran nuestra necesidad de progesterona natural. La progesterona se ha recetado durante más de 30 años sin que se informe que aumente la incidencia de cáncer. En realidad, en un informe sobre la salud de las mujeres publicado en *McCalls* se habla de investigaciones que indican que "la deficiencia de progesterona que padecen las mujeres con SPM aumenta el riesgo de llegar a padecer cáncer de mama." Este artículo contiene la astuta observación del doctor Phil Alberts, que encabeza en Portland, Oregon, un centro para el tratamiento del SPM, de que la tensión que se presenta con el SPM muchas veces desencadena dolencias que no parecen tener relación con las hormonas.

Nosotras sospechamos que los catarros, los resfriados, el asma, las alergias, la epilepsia, las migrañas y diferentes afecciones endocrinas pueden tener que ver con una severa deficiencia de progesterona. El doctor Alberts explica que estos problemas, aparentemente sin relación con el SPM o con la menopausia, tienden a manifestarse cuando las mujeres no tienen un buen sistema inmunológico. La progesterona es el verdadero ingrediente que falta para aumentar la vitalidad y la libido, y para reducir las alteraciones del sueño.

Al terminar mi investigación personal, me embargaron fuertes sentimientos por las injusticias infligidas a miles de mujeres que necesitaban desesperadamente ayuda e información. Sin embargo, dando a mis pensamientos un giro más positivo, empecé a reflexionar en los médicos que buscan maneras más naturales de ayudar a las mujeres a evitar el SPM y los síntomas de la menopausia.

Los médicos mencionados en este libro son algunos de los que ahora hacen posible informar sobre los beneficios de la terapia hormonal natural. Encontramos cada vez más narraciones publicadas por estos profesionistas. Por ejemplo, el doctor Niels H. Lauersen dice: "Durante mi práctica, cientos de mujeres gravemente incapacitadas por el SPM se han liberado por completo de sus síntomas gracias a la progesterona". Podemos confiar todavía más en el refuerzo de la progesterona cuando leemos en el libro del doctor John Lee que la progesterona también tiene una función preventiva en el SPM y en otros padecimientos.

Es natural que sintamos gratitud por aquellos que nos han presentado este tratamiento natural. Necesitamos saber continuamente sobre los nuevos descubrimientos. De otra manera, nos engatusarán una y otra vez para que probemos las hormonas sintéticas, que sólo nos alejan de la homeostasis: el equilibrio hormonal y metabólico que deseamos lograr.

La protección y la potencia de la progesterona

Una de las preguntas de las mujeres es si la progesterona natural produce efectos secundarios. Toda mi investigación confirma que sólo ha tenido resultados positivos. De hecho, el doctor Niels Lauersen informa: "No se cree que la progesterona cause cáncer. No se ha informado de que padeciera cáncer ninguna persona bajo tratamiento. Todo lo contrario: la progesterona ha servido para tratar ciertos cánceres uterinos".

El doctor John Lee menciona que "hay un gran margen para fijar la dosis adecuada de progesterona, dado que en su forma natural es muy segura." Ocasionalmente, algo de soñolencia puede indicar que se está consumiendo más de la que el cuerpo necesita.

La progesterona natural no sólo carece de efectos secundarios;

también es precursora de otras hormonas, incluyendo los corticosteroides de las suprarrenales, el estrógeno y la testosterona, y el
doctor Lee nos informa que participa en la formación final de todos
los demás esteroides y hormonas. La progesterona es benéfica en el
tratamiento o la prevención de

- regla irregular; cólicos
- hinchazón, depresión, irritabilidad
- migrañas, insomnio, epilepsia
- abortos naturales, esterilidad, incontinencia, endometriosis
- bochornos, sudores nocturnos, resequedad vaginal
- hipoglicemia, síndrome de cansancio crónico, infecciones
  por hongos
- palpitaciones y otras cardiopatías vasculares
- osteoporosis (reversible al aumentar la masa ósea)

Muchas veces, con la progesterona se normaliza la presión arterial,
la grasa se quema para obtener energía, y se protege la función de la
membrana celular. La progesterona tiene efecto antiinflamatorio y
ayuda a equilibrar el fluido celular que protege de la hipertensión.

Sin embargo, hay que tener especial cuidado si uno toma estrógeno para prevenir enfermedades cardiacas. Las investigaciones
epidemiológicas y muchos otros estudios muestran que el estrógeno
no beneficia a las coronarias y que su uso aumenta el riesgo de
cardiopatías vasculares, embolias, e incluso de que sangre una arteria
cerebral. Los médicos administran estrógeno con base en un estudio
"limitado a postmenopáusicas sin antecedentes de cardiopatías o
cáncer". Las estadísticas pueden manipularse fácilmente, ya que los
médicos tienen puesta su atención en el estrógeno y están dispuestos
a recetarlo para el reemplazo hormonal. Como dice el doctor Lee,
los medios de comunicación han perpetuado el mito del estrógeno,
aunque el entusiasmo que despertó se basó en evidencias poco
sólidas.

Debe observarse que las enfermedades del sistema endocrino o reproductivo pueden empeorar con el desequilibrio hormonal, una dieta deficiente y la interferencia nerviosa en el sistema neuromúsculoesquelético. Muchos médicos no tratan adecuadamente estos factores, ni la probable deficiencia de progesterona que suele venir acompañada de un exceso de estrógeno. En cambio, aplican tratamientos con medicamentos antidepresivos, aspirina, ibuprofen, otros analgésicos y píldoras para dormir. Por fortuna, puede conseguirse un remedio mucho más eficaz en forma de crema de progesterona natural, que además ofrece estos otros beneficios:

- Impide la formación de fibroquistes, sobre todo en el pecho
- mantiene sana la membrana uterina, e impide que se formen fibromas, etc.
- ayuda a la acción de la hormona tiroide
- normaliza el mecanismo de coagulación de la sangre
- restablece la libido (apetito sexual)
- funciona como antidepresivo natural

Los síntomas negativos pueden aparecer cuando la mujer está por cumplir los cuarenta o incluso al principio de la menstruación, y durante la adolescencia o la preadolescencia. De manera que en los años anteriores a la menopausia es importante pensar en las alternativas naturales. La prevención es esencial en cualquier aspecto relacionado con la salud, y cuanto antes bebamos de las fuentes naturales, antes empezaremos a pensar como jóvenes, y a lucir y sentirnos jóvenes. Después de analizar lo que la progesterona ayuda a los huesos, el corazón y el cuerpo en general, podemos entender mejor que esto es necesario como parte del programa de reemplazo hormonal natural.

No hay que rechazar los suplementos hormonales

Con frecuencia oigo a mujeres que repiten lo mismo que yo pensé en otro tiempo: "No voy a tomar hormonas. No estoy de acuerdo con tomar píldoras". Esto sucede porque mucha gente no distingue entre los ingredientes naturales y la mayoría de los medicamentos que continuamente se describen en la televisión. La terapia hormonal natural es diferente, ya que es el reemplazo natural que necesita el cuerpo, y, desde luego, tenemos que seguir oponiéndonos a las invitaciones comerciales para tomar píldoras y tratar de no hacer caso de la moda médica.

Refiriéndose a la necesidad de una terapia natural para el remplazo de hormonas, la doctora Betty Kamen, en su libro *Hormone Replacement Therapy: Yes or No?* recomienda la hormona natural para fortalecer el cuerpo y permitir que soporte su dosis cotidiana y normal de tensión. Señala además que, siendo realistas, ninguna dieta es perfecta y, además, todos las infringimos. Sin importar nuestra disposición para seguir una dieta adecuada, siempre hay días en que queremos escapar de las tensiones de la vida diciéndonos: "No pasará nada. Mira, date el lujo de algo dulce. Te sentirás mejor".

El antojo de comer helados, donas o sencillamente carbohidratos puede ser bastante fuerte. Nadie se controla bien cuando la tensión embarga a los sentidos; si usted puede hacerlo, entonces es la excepción. Es fácil olvidar en ese momento que el azúcar agrega tensión a nuestro organismo. Pero, si bien el uso de progesterona no justifica estas flaquezas, podemos respirar de alivio sabiendo que apoya a las suprarrenales y a nuestras glándulas de tensión, y nos protege de la hipoglicemia.

La doctora Kamen confirma mi propia experiencia sobre la necesidad de tomar progesterona natural cuando declara: "Las costumbres y las dietas perfectas pueden ser imposibles de seguir por importantes razones. No hay que sentirse culpables. Hay que sentirse mejor. La solución puede estar en la progesterona natural".

La terapia de reemplazo hormonal natural hizo que yo volviera a sentirme yo misma. Y de verdad creo que logrará disminuir los daños que el tratamiento con hormonas sintéticas pueda haberle causado a mi cuerpo. Por fortuna, en aquel tiempo tomé antioxidantes (y sigo tomándolos) para contrarrestar el daño provocado por los radicales libres, y añadí a mi dieta diaria otros suplementos minerales y vitaminas para contrarrestar lo que hubiera sido tóxico para mi organismo.

Es interesante observar que la progesterona, precursora de otras hormonas, es casi tan perfecta para la química de nuestro cuerpo, que ni siquiera sus promotores pueden exagerar su importancia. Sin ella me siento tensa, agotada, y necesito ayuda médica; con ella me siento tranquila y llena de bríos, y, lo que es más importante, libre. No hay que tratar la menopausia como una enfermedad. Es mejor considerarla un desafío. Una vez que una mujer restablece su equilibrio hormonal mediante métodos naturales, descubre que ha dado un gran paso para aumentar su vitalidad.

Segura, saludable y sencilla

Dos de los principales medios de proporcionar progesterona natural de la manera más eficaz al cuerpo son: en cápsulas, por vía oral; o en crema transdérmica, aplicada directamente a la piel. En el Apéndice A se mencionan otros métodos que pueden ser útiles.

La forma más popular de aplicarse la progesterona natural es como crema. El doctor Lee informa que desde 1982 prescribe con notable éxito progesterona natural transdérmica a las postmenopaúsicas: "La progesterona, como todos los esteroides de las gónadas, es una preparación soluble en grasa, relativamente pequeña, que la piel absorbe de manera eficaz y segura. Para no exagerar, diré que es una imprudencia no utilizarla cuando hay deficiencia de progesterona". No obstante, el doctor Lee advierte que cualquier producto que contenga aceite mineral puede "impedir que la piel absorba la progesterona". Además, según el doctor Raymond F. Peat, algunos elementos del aceite mineral (que se encuentra en muchos cosméticos) son tóxicos, y el que pasa al sistema no se metaboliza.

Ahora la crema está disponible en muchas marcas, presentaciones y concentraciones. Los investigadores han medido los niveles de hormona de mujeres que se aplicaban diferentes cremas de camote que no contienen progesterona de la USP (US Pharmacopeia, o Farmacopea de Estados Unidos). Muchas de estas cremas dan buenos resultados, aunque se encontraron algunas que no producían grandes efectos. Sin embargo, según el Laboratorio Clínico Aeron LifeCycles, de San Leandro, California, la mayoría de las cremas que contenían progesterona de la Farmacopea Estadounidense producían cambios hormonales en la mayoría de las mujeres. (Véase el capítulo 4.)

La doctora Christiane Northrup, en su libro *Women's Bodies, Women's Wisdom*, también recomienda progesterona natural en lugar de progesterona sintética debido a que es compatible con el cuerpo y no produce efectos secundarios (hinchazón, depresión, etc.), como las progestinas. El doctor Peat coincide en que la progesterona aplicada por vía dérmica sirve para la mayoría de los síntomas y para el mantenimiento constante. El doctor Lee señala que en las primeras fases del tratamiento, parte de la aplicación puede ser retenida en la capa lípida subcutánea, retrasando a veces la reacción física inicial. Sin embargo, mientras más tiempo usa una mujer la crema, mayores son sus beneficios.

El alivio de los síntomas como reacción clínica es una buena medida de comparación. Igual que con muchas formas de servicios médicos, al empezar con el producto menos agresivo (en este caso, el más suave), se tiene un punto de referencia para evaluar la reacción. Siempre se puede cambiar este producto por otro más fuerte, o añadir otro más al tratamiento inicial.

Durante los años de mi menopausia, encontré que la crema transdérmica de progesterona estaba a la altura de mis necesidades. Sin embargo, al entrar en la postmenopausia, sentí que la progesterona micronizada natural, tomada por vía oral junto con estriol, satisfacía mejor las necesidades de mi cuerpo. Añadí a mi programa la crema para los periodos de demasiada tensión, ya que la progesterona es precursora de las hormonas suprarrenales. Parece que esto, junto con los suplementos nutritivos diarios, resuelve todos mis problemas postmenopáusicos.

La mayor eficacia de la micronización

Antes se creía que la progesterona por vía oral era ineficaz debido a su poca absorción y a que el hígado la eliminaba prematuramente. Sin embargo, con los últimos descubrimientos esto ha cambiado. Se ha descubierto que al descomponer la progesterona mediante el proceso conocido como micronización, aumenta su absorción y con ello su nivel en el cuerpo. Y, según el doctor y rabino Eric Braverman: "Cuando la progesterona se prepara en una base oleosa, esta base permite que sea absorbida primero por el sistema linfático, con lo que puede recorrer el cuerpo un par de veces antes de que el hígado la elimine".

Varios farmacéuticos con los que he hablado me dijeron esencialmente lo mismo. El doctor Peat explica cómo funciona: "Si la progesterona se disuelve perfectamente en aceite, no se expone de inmediato a las enzimas de la pared intestinal o del hígado. La gente dice que hay que evitar el hígado en la primera pasada, pero de hecho los ciclomicrones [gotitas microscópicas de grasa] pasan por el hígado muchas veces antes de ser destruidos".

Sin embargo, un experto farmacéutico de Women's International Pharmacy me dijo que si el hígado no funciona perfectamente debido al alcohol o a cualquier otra enfermedad (como la hepatitis), la crema puede ser la forma más eficaz, y que la progesterona transdérmica tiene una "potencia productiva", porque actúa en el organismo antes de actuar localmente. Este proceso puede ser muy benéfico, ya que elimina parte del trabajo que debe realizar el hígado.

La progesterona no es la única hormona que se puede micronizar. Anteriormente dijimos que el estradiol, que es una forma de estrógeno, era dañino. Sin embargo, las lectoras que no deseen suprimirlo, pueden consultar los estudios en los que se ha descompuesto el estradiol por medio de la micronización para que el cuerpo lo utilice. En estos estudios se afirma que cuando la progesterona natural se prescribe junto con pequeñas dosis de estradiol micronizado, el uso de las dos hormonas juntas es más seguro que el de las hormonas sintéticas estándar. (Con todo, si se cree que es indispensable un uso prolongado de estrógeno, lo que conviene es el estriol, del que se habla en la siguiente sección.)

Primero veamos una prueba relacionada con una "combinación de estradiol micronizado (E2) (0.7-1.05 mg) administrado a diez menopáusicas con problemas vasomotores y atrofia vaginal. En este caso se dio a otras cinco mujeres una dosis diaria de estrógenos conjugados (0.625 mg) con acetato de medroxiprogesterona (10 mg)". A las diez mujeres del primer grupo (con E2 y progesterona no sintética) les disminuyó el colesterol total y les aumentó el colesterol lipoproteínico de alta densidad. En cambio, no hubo cambios significativos en el colesterol total de las menopáusicas que tomaron estrógenos conjugados y acetato de medroxiprogesterona (Provera), pero sus lipoproteínas de alta densidad aumentaron ligeramente. En este estudio se encontró que: "Lo más significativo fue que con el uso de la progesterona natural se eliminaron los efectos adversos de las progestinas sintéticas en las lipoproteínas y el colesterol."

El experimento mostró que "con la administración de E2 y de progesterona micronizados se alivian los síntomas de las menopáusicas, los efectos secundarios son mínimos, se aprovechan mejor los lípidos [equilibrio de grasas] y mejora la amenorrea [ausencia de regla] sin que prolifere el endometrio ni haya hiperplasia [anomalías uterinas precancerosas]". Sin embargo, en su evaluación, *Obstetrics & Gynecology* afirma que las mujeres que conservan el útero y han estado sometidas a una larga terapia de estrógenos sin alguna forma de progesterona, corren un mayor riesgo de padecer hiperplasia del endometrio y adenocarcinoma.

El problema de la hiperestimulación del endometrio inducida por la terapia con estrógeno se resuelve agregando progestina cíclica al reemplazo hormonal. En la terapia de reemplazo hormonal postmenopaúsico se han usado diferentes estrógenos y progestinas sintéticas, tanto cíclicamente como en combinación diaria.

La reseña continúa diciendo que los preparados sintéticos tienen sus desventajas. Desde luego, estudio tras estudio confirma que debemos preferir las hormonas naturales a las sintéticas. Para las mujeres preocupadas por los posibles efectos secundarios de los estrógenos, lo más razonable es usar sólo progesterona.

En una de las pruebas se utilizaron diferentes preparados de progesterona: (1) molida sencillamente, (2) micronizada (más pulverizada), (3) molida sencillamente en aceite, (4) micronizada en aceite, y (5) micronizada en cápsulas con capa entérica. Todos estos preparados se administraron por vía oral a seis postmenopáusicas para establecer con qué combinación se logra la mejor absorción. Estos fueron los resultados.

La concentración promedio más alta de progesterona fue la micronizada en aceite. El menor tamaño de las partículas de progesterona logrado con la micronización aumentó la disolución acuosa en el intestino y aumentó todavía más la absorción. La progesterona ingerida por vía oral es fisiológicamente activa, y produce un importante aumento en la concentración de progesterona en el tejido del pecho, el endometrio y el minometrio.

Tomando en cuenta los resultados de este estudio, la preparación óptima de la progesterona natural debe incluir la micronización de las partículas de progesterona y su disolución en aceites de cadena larga principalmente.

Con todo, otra investigación importante muestra que se logra mucha mayor eficacia y menos toxicidad para los tejidos con una base de vitamina E natural (tocoferol; *no* el acetato de tocoferol más barato que utilizan algunos fabricantes.) En la misma publicación se afirma que "la progesterona oral no ha mostrado efectos adversos en los cambios positivos de las lipoproteínas del plasma inducidos por la administración de estrógenos". De hecho, un importante asesor de una publicación médica ha comentado que la idea de disolver la progesterona en vitamina E para que el sistema linfático la absorba es tan sencilla que asombra que no se le haya ocurrido a los laboratorios farmacéuticos.

El estudio ya mencionado, junto con otros 33 del informe, demuestra que una preparación de progesterona natural microniza-da administrada por vía oral eleva los niveles de hormona en la sangre sin ninguno de los efectos secundarios adversos observables (como hinchazón, sensibilidad del pecho, aumento de peso y depresión) causados por las hormonas sintéticas.

El *American Journal of Obstetrics and Gynecology,* si bien aboga por la terapia con estrógenos, acepta que: "La E2 y la progesterona natural oral son preferibles para la terapia hormonal prolongada."

EL ESTRÓGENO OLVIDADO

En estos días se habla mucho sobre el estrógeno. Parece que la mayoría de las mujeres de cierta edad están tomándolo o pensando en dejar de tomarlo. A algunas les han hecho creer que es la panacea para las incomodidades del SPM y de la menopausia, y que termina con todos nuestros problemas femeninos. En el capítulo 3 encontraremos que este tipo de publicidad provoca muchos sufrimientos y enfermedades. Aquí hablaremos de otro estrógeno que ahora atrae el interés: el estriol, que normalmente no prescriben los médicos.

El estriol en forma de tableta se administra en 30 países desde hace más de 30 años. Una de las ventajas del estriol sobre otros estrógenos es su uso para síntomas urinarios o vaginales, con poca o ninguna contraindicación para el útero. El estradiol (sus nombres comerciales son Estrace y Estraderm) y el estrón (sus nombres comerciales son Premarín y Ogen) provocan el engrosamiento de la mucosa uterina, con lo que aumenta el riesgo de padecer cáncer del endometrio (del que se habla más en el capítulo 5.) Por otra parte, el estriol estimula menos el útero.

En cualquier forma, administrar el estrógeno sólo, como suplemento, sin progesterona, que es como se prescribe normalmente, puede constituir un riesgo para la paciente, a menos que se utilice progesterona botánica para contrarrestar cualquier exceso de estrógeno. De manera que cuando se piensa en la posibilidad de la terapia de estrógeno, debe considerarse también la posibilidad de combinar la progesterona con estriol o con plantas estrogénicas (véase el capítulo 6). Algunos laboratorios, al reconocer el peligro de emplear el estrógeno solo, están produciendo una píldora con estrógeno y progestina, pero, como sabemos, los productos sintéticos no son lo mismo.

Uso del estriol para atacar infecciones y reparar tejidos

Un par de estudios han puesto al descubierto que con el empleo del estriol el tejido vaginal recupera su estado normal y saludable. Con sólo 3 mg diarios de estriol se recupera la flora vaginal. También se descubrió que la aplicación vaginal de la crema de estriol no conjugado (no preparado sintéticamente) es más eficaz que la misma dosis de estriol por vía oral.

Asimismo se descubrieron buenos resultados en un estudio controlado efectuado en menopáusicas con antecedentes de infecciones urinarias crónicas. La disminución de estas infecciones fue mucho mayor en las que tomaban estriol que en las que tomaban un placebo. En otro estudio, las menopáusicas recuperaron el pH normal cuando se les administró 1 mg de estriol diario durante una semana.

En los estudios clínicos no hubo contraindicaciones con las dosis adecuadas de estriol; no se observó retención de líquidos, no hubo cambios en la presión arterial, ni se hallaron anomalías en los análisis rutinarios de orina o en los niveles de colesterol. En cambio, se demostró que las formas de hormonas que normalmente se recetan, que son preparaciones con sustancias sintéticas, provocan las anomalías antes mencionadas.

Una desventaja del estriol es que no hay estudios sobre sus efectos en la densidad mineral ósea. En general se supone que el estriol es el estrógeno más débil (aunque algunos estudios han encontrado lo contrario), y que por ende es más débil que el estradiol y el estrón para retrasar la resorción de los huesos. Durante el embarazo, cuando el cuerpo utiliza el calcio y otros minerales de los huesos de la madre para formar el esqueleto del bebé, los niveles de estriol son exageradamente altos. Tomando esto en cuenta, cuando una mujer no corre riesgo de cáncer, el doctor Lee le prescribe progesterona como hormona principal, y a veces añade algo de estriol con estradiol y estrón, en la proporción de 4:1:1 o 1:1:1. La última investigación muestra que el estradiol se transforma en estrón en el tracto intestinal. Debido a la fuerte relación entre el estrón y los cánceres hormonales, algunos médicos prescriben bi-estrógenos (80% de estriol y 20% de estradiol) junto con la progesterona.

¿Debo tomar estriol?

Lo que puede ser lo más eficaz para una mujer, puede no serlo para otra. Si usted sigue padeciendo bochornos y otras incomodidades después de usar progesterona natural (en la forma que se indicó, y durante tres meses cuando menos), antes de recurrir a un suplemento de estriol puede probar una crema más fuerte de extracto de camote, progesterona USP, o un producto que requiera prescripción médica. Si bien yo me decidí por lo último, quienes sepan que corren un alto riesgo de cáncer del pecho deben pensarlo dos veces antes de emplear estrógeno o grandes cantidades de fitoestrógenos, en tanto se sabe más sobre sus consecuencias. En las investigaciones clínicas, los bochornos disminuyeron cuando se administraron de 1 a 8 mg diarios de estriol, dependiendo de las necesidades de la paciente. El estriol resolvió los problemas de la mayoría de las pacientes, no sólo la atrofia vaginal, sino también las jaquecas y el insomnio, la irritabilidad, el nerviosismo, el cansancio, las palpitaciones cardiacas y la depresión.

El estriol también es útil para la incontinencia urinaria que muchas veces afecta a las postmenopáusicas porque, según un manual científico, su uretra se estrecha y es más sensible al paso de la orina. Sólo la progesterona ayuda a algunas mujeres con la incontinencia, ya que una deficiencia de esta hormona, según el doctor Ray Peat, hace más sensible a la vejiga. Otros han sentido la necesidad de probar con el estriol. En un estudio en que se trató a las pacientes con 3 mg de estriol diariamente, la mejoría fue considerable.

El doctor Alan Gaby afirma que el uso de estriol puede reducir la necesidad de dilatación y raspado, e incluso volver innecesarias las histerectomías, porque rara vez produce sangrado del endometrio. El estriol también reduce el riesgo de coágulos en los pulmones y en las venas. El doctor Gaby comenta en su libro *Preventing and Reversing Osteoporosis* que, para aliviar los síntomas menopáusicos, "se considera que una dosis de 2 a 4 mg de estriol equivale a entre 0.6 y 1.25 mg de estrógenos o estrón conjugados, y es igualmente eficaz".

Durante mi estudio leí un artículo que escribió en 1991 la doctora Lita Lee, en el que informaba que cuando no podía conseguir estriol, porque por entonces no se encontraba fácilmente en Estados Unidos, tuvo que utilizar estrógeno homeopático, y dijo: "Funciona. Se acaban los bochornos". Sin embargo, hoy, en Estados Unidos el estriol en su forma natural se encuentra fácilmente donde quiera.

La doctora Lee señala que, salvo durante el embarazo, menos del

1% del estrógeno que normalmente producimos es estriol. Sin embargo, debido a algunos estudios preliminares sobre el cáncer y a muchas experiencias positivas de las mujeres con esta hormona, está de acuerdo en que desde luego hacen falta más estudios.

El doctor Marcus Laux somete a sus pacientes a una terapia de "tri-estrógenos". A algunas postmenopáusicas les recomienda la proporción de una parte de estrón, una parte de estradiol, y ocho partes de estriol, además de la aplicación de crema de progesterona natural en los pechos. En *Fertility and Sterility* (abril de 1995) encontramos testimonios de que la aplicación directa de progesterona natural en los pechos protege del efecto estimulante del estrógeno a las células de los pechos. Otros lugares ideales de la piel son aquellos donde los capilares abundan y están más cerca de la superficie, como las zonas donde enrojecemos, las manos y la parte interior de los brazos. La piel es más gruesa y tiene menos capilares superficiales en la parte inferior del abdomen, los muslos y la espalda, así que en estos lugares la absorción es menor.

Exceso de estrógeno igual a exceso de peso

Contra la opinión popular, los investigadores aclaran que con la menopausia no se acaba la producción de estrógeno. Además de los ovarios, otras dos partes del cuerpo lo producen: las glándulas suprarrenales y el tejido graso. La autora Sharon Gleason afirma que estas glándulas y el tejido graso "mantienen niveles bajos de estrógenos para reducir lo más posible los síntomas".

El doctor John Lee afirma que un signo de *predominio del estrógeno* es el aumento de peso provocado por la retención de líquidos y por la acumulación de grasa en las caderas y los muslos. Esto es interesante, porque he descubierto que muchas mujeres se preguntan por qué están ganando peso aunque hacen ejercicio y siguen una dieta estricta. Una de mis vecinas creyó que había aumentado de peso porque había dejado de fumar. Sin embargo, al mismo tiempo su médico le había ordenado una terapia de estrógeno para sus problemas menopaúsicos, informándole (incorrectamente) que esta hormona sería buena para el desarrollo de sus huesos y que la haría sentirse mejor. Después de hablar con ella no pude más que pensar que su acumulación de grasa en la edad madura bien podía deberse al doble efecto del estrógeno sintético, que le habían recetado solo, y a la rápida disminución del nivel de progesterona que acompaña a la menopausia.

En *The Menopause Industry,* de Sandra Coney, se señala otro caso. Esta mujer, a la que le recetaron Premarín para su problema de las articulaciones y para la inflamación de la pelvis, empezó a aumentar de peso "de manera alarmante"; entonces le administraron diferentes formas de estrógeno, incluyendo implantes y parches de Estraderm. El desafortunado resultado fue que aumentó casi 16 kilos, retuvo líquidos y le dolían los pechos.

En cambio, la progesterona botánica es un diurético natural. Quema grasa (con frecuencia debido a las altas dosis de estrógeno sintético que ya se encuentran en el cuerpo) para transformarla en energía, y baja los niveles de colesterol, ayudando así también a evitar otros efectos secundarios no deseados de la terapia con hormonas sintéticas.

Otros efectos secundarios del predominio del estrógeno

El doctor John Lee propone más razones para que el estrógeno no se administre sin progesterona natural, además de que podemos empezar a sentirnos cada vez más incómodas si tomamos estrógeno solo, durante el tiempo que sea. El doctor Lee declara que el estrógeno "permite el flujo de agua y sodio dentro de las células, afectando de esta manera la producción de aldosterona que causa la retención de líquidos e hipertensión. El estrógeno también causa hipoxia intracelular [deficiencia de oxígeno], se opone a la acción de la tiroides y favorece la liberación de histamina y la formación de coágulos de sangre, con lo que aumenta el riesgo de embolias; además espesa la bilis, favorece las enfermedades de la vesícula biliar, la retención de cobre y la pérdida de zinc".

¿Debe asombrarnos que tantas mujeres se sientan muy mal cuando utilizan estrógenos sintéticos? ¿Debe asombrarnos que el doctor Lee diga "Algo está mal en la teoría del estrógeno"? Cuando el estrógeno se prescribe solo, puede causar cáncer en los pechos o cáncer uterino, incluso cinco años antes de la menopausia. Otras consecuencias del predominio del estrógeno son "una mayor actividad del hipotálamo y la hiperactividad de los núcleos límbicos adyacentes que producen cambios de humor, cansancio, sentimientos de frío, y reacciones inadecuadas a otros factores estresantes".

Como dice el doctor Lee, inmediatamente antes de la menstruación, el exceso de estrógeno suele causarnos edemas e hinchazón. El doctor Ray Peat coincide: "Bajo la influencia del estrógeno, el cuerpo retiene más líquidos". Y agrega que esta es una razón por la que con frecuencia se nos antoja la sal.

Algunos especialistas recomiendan reducir la sal una semana antes del periodo, a fin de reducir la hinchazón y la sensibilidad de los pechos. Sin embargo, el doctor Peat señala el hecho, que con frecuencia se pasa por alto, de que el sodio "es esencial para [mantener] el volumen adecuado de sangre, y que restringir la ingestión de sodio casi siempre es antifisiológico e irracional. [...] el volumen reducido de sangre tiende a evitar que el oxígeno y los nutrientes lleguen a los tejidos, provocando muchos problemas". (Para saber más sobre el buen uso del sodio, consúltese *Seasalt's hidden powers*, de Jacques de Langre).

PECHOS FIBROQUÍSTICOS

El predominio de estrógeno en el cuerpo produce quistes en los pechos. Sin embargo, el doctor Lee nos asegura: "Generalmente el problema se resuelve al recuperar el equilibrio hormonal gracias a la progesterona... Cuando se usa progesterona natural... dos semanas antes de la regla, las mamas fibroquísticas recuperan la normalidad en un lapso de 2 a 4 meses". Una paciente que lo consultó, con el temor de tener cáncer de mama, le informó que en varias ocasiones le habían hecho biopsias y drenados con agujas. Pero, como era de esperar, después de un tratamiento con progesterona y de una dieta mejor, no sólo habían desaparecido sus quistes, sino que se habían aliviado muchos otros síntomas.

Las instrucciones del doctor Lee para usar la crema se citan en el popular libro *Alternative Medicine*. "Normalmente, con el uso transdérmico de esta progesterona desde el día 15 del ciclo mensual hasta el día 25, desaparecen los quistes del pecho".

Respecto de los pechos fibroquísticos, la doctora Nina Sessler dice:

> Se ha visto que al evitar la cafeína y otros derivados de la metilxanthina, como el té negro, la mayoría de los refrescos de cola y el chocolate, así como muchos medicamentos (tanto de los que requieren receta como de los que no) que contienen metilxanthinas, desaparece en gran medida la incomodidad. Muchos médicos recomiendan vitaminas E (400-800 UI) y C, que también ayudan a reducir la inflamación que con frecuencia acompaña a los pechos con fibroquistes.

Por otra parte, la célebre cirujana y escritora Susan M. Love declara que la mayoría de los estudios sobre la cafeína y los tumores benignos de los pechos no han llegado a ninguna conclusión, no han sido científicos o han sido contradictorios, y que la conexión que se establece entre una y otros puede o no ser real. La doctora Love señala que nuestras diferencias fisiológicas pueden ser la razón de que la cafeína afecte a una persona y a otra no.

Hace varios años le extirparon un fibroquiste a la doctora Linda Force. Después de la operación, el pecho se le hinchó al doble de su tamaño y le dolía mucho. El cirujano no le había extirpado todo el quiste porque la hubiera deformado demasiado. La doctora Force dice: "Con el paso del tiempo, controlé el problema vigilando mi dieta y evitando las bebidas con cafeína. Pero cuando cumplí 35 años y tuve SPM, la incomodidad del pecho se hizo más intensa. Entonces fui con el doctor William Douglass, que me ordenó tres meses de progesterona por vía rectal. Durante ese tiempo estuve bien. Después mi malestar no fue tan grave como antes, y aprendí a tolerarlo. Pero cada mes, cuando empezaba mi periodo, los pechos se me hinchaban y me dolían".

Quince años después de que le extirparon el quiste, la doctora Force seguía padeciendo por los quistes, que eran más dolorosos con el paso del tiempo. Sus médicos le aconsejaron que volviera a operarse si no mejoraba. Fue entonces cuando le proporcioné los textos sobre la crema transdérmica de progesterona, donde se explicaba cómo la pérdida de progesterona puede producir el predominio de estrógeno, que a su vez puede causar toda una serie de alteraciones como fibroquistes, aumento de peso, endometriosis y depresión, entre otros. Su primera pregunta fue "¿Es natural?" Le aseguré que era un producto botánico y que no tenía nada que perder.

Como médica, entendió inmediatamente los peligros y efectos secundarios del estrógeno sin nada que los anulara. El hecho es que cuando se administra estrógeno a mujeres que tienen quistes o fibromas en los pechos, su estado empeora. Sin embargo, esto se resuelve fácilmente con progesterona.

La doctora Force empezó su tratamiento de inmediato y se aplicó escrupulosamente la crema donde tenía protuberancias en el pecho y en el abdomen dos veces al día, por la mañana y por la noche. Con el paso de las semanas, vio sutiles mejorías en sus reglas (más regularidad y menos coágulos). Después de tres meses, sus fibroquistes habían desaparecido y ya no sentía la opresión y el dolor de antes. Era patente su alivio por haber evitado la cirugía y los medicamentos. Y, como verdadera proveedora de salud, no tardó en poner a disposición de sus pacientes y de su equipo esta importante información sobre la progesterona natural.

FIBROMAS UTERINOS Y QUISTES EN LOS OVARIOS

El doctor John Lee se refiere así a los fibromas que se desarrollan en el útero:

> Son otro caso de predominio del estrógeno después de los ciclos anovulatorios y de la consecuente deficiencia de progesterona. Por lo general aparecen entre 8 y 10 años antes de la menopausia. Cuando se administra la progesterona natural suficiente desde el día 12 del ciclo menstrual hasta el día 26, los fibromas dejan de crecer (y con frecuencia desaparecen).

Los quistes en el ovario también son un problema para varias mujeres. El doctor Peat dice que normalmente se relacionan con el mal funcionamiento de la tiroides, y que pueden desaparecer si se administra hormona tiroides, al bajar así los niveles de estrógeno y hacer que los ovarios produzcan más progesterona.

El tratamiento del doctor Lee consiste en administrar la progesterona directamente. Dice que "la progesterona natural, que se administra del día 5º al día 26 del mes menstrual, durante dos o tres ciclos, casi siempre provoca la desaparición de estos quistes", al suprimir la producción normal de la hormona que estimula el folículo, de hormona luteinizante y de estrógeno, y darle al ovario tiempo para curarse. Además, en el *Journal of the National Cancer Institute* se informa de estudios efectuados desde 1951, en los cuales la progesterona provocaba incluso la regresión de los tumores cervicales.

Es tranquilizador saber que la progesterona puede protegernos de tantas maneras, pero debemos estar conscientes de que no siempre se reconocen los amplios efectos nocivos del "predominio del estrógeno" en el cuerpo.

LA ENDOMETRIOSIS

El doctor Majid Ali afirma que la endometriosis, que según dice afecta a cinco millones de mujeres estadounidenses, es "una afección penosa, que con frecuencia incapacita, y que puede producir esterilidad". A veces se trata erróneamente con píldoras sintéticas para el control de la natalidad. El doctor culpa a la "fascinación" por el estrógeno, por el "crecimiento de células desplazadas fuera del útero, que normalmente forran la cavidad uterina". La doctora Linda G. Rector-Page agrega que este tejido con frecuencia se une a otros órganos, y se acumulan algunos fuertes flujos menstruales.

El doctor Ali sostiene que el tratamiento con estrógenos sintéticos, tan popular entre los médicos, es un grave error. De hecho, en *Women on Menopause*, de Anne Dickinson y Nikki Henriques, se revela que el estrógeno sin otro elemento que contrarreste sus malos efectos se vinculó por primera vez en 1970 con el "crecimiento anormal de las células del endometrio", favoreciendo la posibilidad de cáncer del endometrio.

Hoy, las mujeres necesitan estar conscientes de los muchos otros efectos secundarios del estrógeno que se les administra solo, cuando tienen bajos sus niveles de progesterona: náuseas, anorexia, vómitos, jaquecas, y retención de líquidos que provocan aumento de peso. Las autoras de este libro afirman que es importante que las mujeres que tienen otras afecciones físicas eviten el suplemento de estrógeno sólo, pues puede exacerbar la presión arterial alta, la diabetes, la migraña, y la epilepsia. Un estudio efectuado en Suecia también mostró que entre las mujeres que consumen altas dosis de estrógeno sintético, conocido como ethinilestradiol (que en Estados Unidos se usa en dosis bajas en la píldora para el control de la natalidad) hay mayor incidencia de cáncer de mamas.

Sandy MacFarland, que padecía endometriosis, tenía apenas 19 años cuando su ginecólogo le sugirió una histerectomía. Según la Asociación de Endometriosis, esta afección, que afecta a las mujeres que están entre los 11 y los 50 años, es "la principal causa de histerectomía". Por fortuna, el padre de Sandy era nutriólogo y decidió tratar de corregir con progesterona natural lo que podía ser un desequilibrio hormonal. Esta decisión no sólo le salvó el útero a Sandy; también se normalizaron sus periodos.

LA HISTERECTOMÍA: MENOPAUSIA FORZADA POR MEDIO DE CIRUGÍA Y DE HORMONAS SINTÉTICAS

La histerectomía se recomienda por numerosas razones, con frecuencia falsas. Muchas veces se sugiere a las mujeres que se quejan de reacciones negativas al estrógeno o a las progestinas que toman por prescripción. Un médico puede recomendar una histerectomía en lugar de una terapia natural que favorezca el proceso curativo propio del cuerpo. Gail Sheehy, en su libro *The Silent Passage*, nos cuenta que los médicos justifican a sus pacientes este radical tratamiento quirúrgico explicando que así ya no tendrán que seguir tomando las hormonas causantes de tan irritantes efectos secundarios. La cirugía las liberará de la preocupación de tener que protegerse el útero con hormonas.

Gail Sheehy le preguntó a un médico si extirpaba los ovarios como procedimiento de rutina. Con indiferencia, el médico le contestó: "A una postmenopáusica, los ovarios ya no le sirven para nada". Sheehy, consternada en retrospectiva, pregunta: "¿No fue exagerado?" Este médico no tomaba en cuenta que los ovarios siguen produciendo testosterona, la que, como Sheehy señala, "tiene una gran influencia en el apetito sexual y en la energía de las mujeres".

Deberíamos pensarlo varias veces antes de considerar la posibilidad de una histerectomía. Todos los órganos tienen un papel integral que desempeñar a lo largo de nuestra vida. En su libro, Sheehy nos dice que "entre el 33% y el 46% de las mujeres a las que se les han extirpado los ovarios se quejaron de tener menor reacción sexual".

El doctor Howard Judd, de UCLAS, experto en el ovario postme-nopáusico, destaca que "el concepto de que el ovario se consume es falso". El hecho es que, después de la menopausia, aunque los ovarios dejan de producir estrógeno, sí producen testosterona.

Sheehy explica que la mayoría de las mujeres a las que se les practica la histerectomía tienen entre 25 y 44 años. Cuando se eliminan el cuello del útero y el útero, algunas mujeres sienten los efectos de la menopausia dentro de un lapso de dos años. En cambio, la ooforectomía (en la que se extirpan los ovarios) generalmente provoca el estado menopáusico de inmediato. De manera que con frecuencia se fuerza la menopausia en mujeres muy jóvenes.

Normalmente, la menopausia empieza entre los 45 y los 50 años. El último periodo se presenta poco después de los 50. Sin embargo, el mal funcionamiento de los ovarios puede empezar a los 30. La menopausia puede presentarse antes debido a un trauma o a una exagerada tensión física o mental. Si la mujer fuma, se alimenta mal, toma medicamentos o ha sufrido una cirugía, quimioterapia o radiación, también pierde progesterona de manera notable, lo que acelera el proceso de envejecimiento. El grado de los síntomas menopáusicos también varía grandemente según las peculiaridades genéticas de cada persona.

LAS EMBOLIAS Y LOS COÁGULOS

Mi experiencia personal con los coágulos empezó dos meses después de que di a luz a mi hijo en un parto largo y laborioso. Mientras me ajustaba a mi bebé recién nacido, que padecía de cólicos por las noches, se me hizo perfectamente claro lo que significaba la tensión. El doctor Lee ha mencionado que cuando la tensión aumenta, la mujer queda predispuesta a ciclos anovulatorios (periodos mens-truales sin ovulación). Y, por lo contrario, afirma que "La carencia de progesterona interfiere con las corticosteroides suprarrenales mediante las cuales uno reacciona normalmente a la tensión".

También durante la fase inmediatamente posterior al parto, los niveles de progesterona están cerca de cero, hasta que se reinicia la ovulación.

Entonces yo no tenía manera de saber las múltiples razones que había en el fondo de mi tensión y de mi inmensa debilidad, o por qué mi cuerpo no podía adaptarse a las exigencias de hacerme cargo de un bebé por la noche y de otro de dos años durante el día, al mismo tiempo que cocinaba para mi familia y mis amistades, que nos acompañaban para celebrar el acontecimiento.

Con el paso de los días, fui perdiendo rápidamente el control motor de mi lado izquierdo, que se me paralizó dos meses después de dar a luz, debido a un coágulo que se alojaba en una pared capilar en el lado derecho de mi cerebro. Esta embolia me dejó inválida y traumatizada durante varios meses. Mi neurocirujano, mi ginecólogo y otros especialistas estaban completamente desconcertados acerca de mi estado.

Sufrí esta parálisis postnatal hace 26 años. Sin embargo, ahora, después de mi investigación, no puedo dejar de pensar que tal vez la deficiencia de progesterona fue una de las causas de mi tensión, y que la progesterona natural pudo haberme rescatado del trauma que padecí. Recuerdo que el doctor Peat escribe que durante las épocas de tensión en la vida de una mujer, se necesitan urgentemente suplementos de progesterona para corregir los desequilibrios del sistema endocrino. ¿Han resuelto los médicos e investigadores el misterio que tanto intrigó a mis especialistas hace más de 20 años? La progesterona puede ayudar a las mujeres a evitar las embolias y otras afecciones relacionadas con la tensión.

EL PAR HORMONAL

Sobra decir que atravesé por esta experiencia durante mis años reproductivos. Si comparamos las fases premenopáusicas de la vida con las fases menopáusica y postmenopáusica, vemos el reemplazo hormonal de diferentes maneras. Las necesidades varían según muchos factores: los síntomas, la edad, la dieta, el ejercicio que hacemos, el nivel de estrés y algunas otras costumbres.

También necesitamos recordar que la mujer menopáusica y la postmenopáusica producen algo de estrógeno. Lo que dejan de producir es progesterona. Uno se pregunta por qué los médicos han estado recetando reemplazo de estrógeno durante tantos años, y con frecuencia excluyen a la progesterona, la hormona menospreciada.

El estrógeno y la progesterona se necesitan mutuamente, ya que cada una sensibiliza sitios receptores para la otra. Como afirma el doctor John Lee: "La presencia de estrógeno hace que los tejidos sean más sensibles a la progesterona, y la presencia de progesterona hace lo mismo para el estrógeno. Parece que la relación de estas dos hormonas naturales, en el equilibrio adecuado, y *sin adulterar*, es armoniosa.

La doctora Betty Kamen escribe: "El estrógeno regula los neurotransmisores del cerebro, que son sustancias que controlan la función de nuestro sistema nervioso, incluyendo los procesos de razonamiento y la actividad motriz. Ya que este proceso permite que las células cerebrales se comuniquen entre sí, puede ser valioso verificar los niveles de hormona cuando el SPM es muy fuerte o se experimentan graves incomodidades menopáusicas. Muchas mujeres pueden atestiguar la observación de la doctora Kamen de que cuando baja el nivel de cualquiera de las hormonas, "es como si nos partiera un rayo".

Por otra parte, según el doctor Peat, el exceso de estrógeno puede funcionar como una "excitotoxina" para el cerebro, minando la energía (agotamiento celular) al estimular al cerebro por encima de la capacidad de reacción del sistema nervioso. Este médico dice que incluso el nivel normal de estrógeno puede ser un problema serio cuando no hay suficiente progesterona para equilibrarlo, y que más vale tener cinco o diez veces más progesterona que estrógeno.

PERFIL PARA AUTOEVALUACIÓN

Características de predominio del estrógeno	Características del suplemento de progesterona
Aumento de peso	Transforma la grasa en energía
Insomnio	Efecto calmante
Cáncer uterino	Detiene la multiplicación de las células
Mamas fibroquísticas	Protege a las mamas de la formación de fibroquistes
Riesgo de cáncer de mama	Previene el cáncer de mama
Depresión	Antidepresivo natural
Retención de líquidos (hinchazón)	Diurético natural
Desequilibrio tiroidal	Ayuda a la acción de la hormona tiroides
Coágulos	Normaliza el mecanismo de coagulación de la sangre
Jaquecas	Lleva oxígeno a las células
Peligro de aborto natural	Impide los abortos naturales
Inflamación	Antecedente de la cortisona
Cólicos	Alivia los cólicos
Presión arterial alta	Regula la presión arterial
Acné	Ayuda en las afecciones de la piel
Flujo menstrual irregular	Normaliza las reglas
Limita la pérdida de minerales en los huesos	Estimula la densidad mineral de los huesos

PARTE II

Se abre un nuevo mundo de alivio y esperanza

CAPÍTULO 3

LAS ESTACIONES DE
LA VIDA DE UNA MUJER

*Sorprenderse y maravillarse
es empezar a comprender*

José Ortega y Gasset

No existe ninguna razón para que una mujer activa soporte los síntomas del desequilibrio hormonal cuando tiene a su disposición un alivio natural y seguro. Todas tenemos suficiente con tratar de resolver los retos de la vida como para agregar más. Si no nos damos tiempo para satisfacer nuestras necesidades, incluso los pequeños problemas y tareas pueden sacarnos de quicio. Actividades sencillas como responder a la pregunta de un niño o dar instrucciones a alguien se nos hacen cuesta arriba. La incomodidad, la modorra y el cansancio que producen la menstruación y la menopausia minan nuestras energías y nuestro entusiasmo. Es fácil perder los bríos, la seguridad y la capacidad de ayudarse, ayudar a la familia y ayudar a los demás. Pero algunas sencillas medidas preventivas permiten a la mujer de hoy estar a la altura de cualquier ocasión y cumplir con las diarias exigencias de los negocios y de la familia.

Las mujeres de esta generación necesitan prestar atención a lo que la naturaleza no le proporcionó a las generaciones pasadas que no estaban enteradas de las terapias hormonales, y que tampoco tenían la posibilidad de hacer las elecciones que podemos hacer hoy. Si acaso alguna fue bendecida con una "supermamá" llena de vitalidad y fuerza genética, otras muchas mujeres sufrían de cardiopatías, osteoporosis o cáncer, porque su cuerpo iba produciendo poco a poco menos estrógeno y progesterona, creando un desequilibrio entre estas dos hormonas, y como consecuencia una enfermedad.

Ahora, con el increíble número de hormonas artificiales que se han producido (ver el Apéndice B), las mujeres deben soportar efectos secundarios inesperados y desagradables como inflamación, aumento de peso, tensión emocional e insomnio. Con el paso de los años, puede que deban enfrentarse a la endometriosis, a las afecciones de la tiroides, los fibroquistes, las cardiopatías, la osteoporosis y el cáncer. Algunas, consideradas achacosas crónicas, se vuelven dependientes de los cuidados psiquiátricos para enfrentar sus males y los problemas emocionales que les causan estos padecimientos. Veamos algunos de los primeros signos de deficiencia hormonal y los síntomas de este cruel ataque.

USTED NO ESTÁ LOCA; SON SUS HORMONAS

Hace mucho, en otra generación, con frecuencia se acusaba de locura a las mujeres que tenían síntomas de SPM o de menopausia, e incluso las internaban en instituciones para dementes. (De ahí proviene la palabra *histere*ctomía.) Ya en 1931, varios años después de que se clasificó al SPM y a la menopausia como alteraciones emocionales y psicológicas, los textos sobre este asunto reconocían que con el "cambio de vida" se presentaban algunos problemas físicos.

Hoy ya no se interna a las mujeres por mostrar síntomas de tensión hormonal, aunque siguen a merced de sus estados de ánimo impulsivos, de la hipertensión, la irritabilidad, la depresión y los accesos de llanto, y con frecuencia se les diagnostica que padecen una "crisis nerviosa". Les recetan muchos tipos de medicamentos, desde sedantes hasta relajantes musculares. Sterling Morgan afirma que en Gran Bretaña "el tratamiento [del SPM] con progesterona [natural] es tan aceptado, que en tres juicios por asesinato se condenó a las mujeres a tomar progesterona. Su defensa fue que cuando habían cometido crímenes violentos se encontraban en estado premenstrual".

La doctora Katharina Dalton, en su libro *Once a Month*, narra su experiencia con pacientes que mostraban síntomas psicológicos y físicos que iban de lo que ella llama actos delictuosos "cíclicos" (incluyendo abuso a niños y asesinatos) e inclinaciones suicidas, a ataques de asma y aumento excesivo de peso, todos relacionados con el síndrome premenstrual.

Cuando la doctora siguió el rastro estas tendencias, descubrió que todos los casos habían empezado en la pubertad, con el primer periodo menstrual de estas mujeres. Muchas habían estado tomando medicamentos considerados apropiados en el momento de la manifestación de sus síntomas, pero el alivio sólo llegó cuando tomaron un suplemento de progesterona. Incluso algunas que habían estado en la cárcel ya no tuvieron que seguir internadas.

En cuanto a la menopausia, demasiado poco se ha hecho a lo largo de la historia para ayudar a las mujeres en lo que para algunas es una grave enfermedad, especialmente si se piensa en la debilitante osteoporosis, resultado del desequilibrio hormonal no tratado. La ciencia médica todavía hace a un lado el SPM como algo misterioso, en lugar de considerarlo una realidad que debe enfrentar. Como afirma el doctor Stuart Berger en su libro *What Your Doctor **Didn't** Learn in Medical School (Lo que su médico **no aprendió** en la facultad de medicina)*, el SPM "sigue siendo una especie de enigma médico".

Sin embargo, en las publicaciones médicas siguen analizándose los misterios del SPM y de la menopausia. Se cree que el SPM aflige al 40 y 60% de las mujeres menores de 50 años. Es menos común en las mujeres en edad fértil, y quizá lo padecen el 20 o 40% de ellas. Pero una cuarta parte de éstas (entre el 5 y el 10%) padece SPM tan fuertes, que verdaderamente les alteran la vida.

Es interesante observar el comentario de la doctora Katharina Dalton, de que "las células que contienen receptores de progesterona se encuentran por todo el cuerpo, aunque la mayoría se localiza en el cerebro, sobre todo en el área límbica [cerca del tallo cerebral], que es la región de la emoción, la ira y la violencia". Otros receptores de progesterona son los ojos, la nariz, la garganta, los pulmones, los pechos, el hígado, las suprarrenales, el útero y la vagina. La doctora Dalton explica que "en todas estas áreas pueden presentarse síntomas del SPM, como jaquecas, asma, laringitis, faringitis, rinitis, sinusitis, mastitis, intolerancia al alcohol y dismenorrea congestiva". De hecho, se han relacionado con el SPM 150 síntomas que se padecen en diferentes partes del cuerpo.

Carol Petersen, de *Women's International Pharmacy*, dice que alrededor de la menopausia o cuando los síntomas se agudizan, el predominio del estrógeno, que es la raíz de todo esto, suele intensificarse al administrar progestinas sintéticas como Provera, pues bloquean los receptores del cerebro, impidiendo que reciban progesterona natural. El doctor John Lee describe cómo este desequilibrio provoca estragos incluso sin la intervención de medicamentos, sencillamente como resultado de la deficiencia de la equilibrante progesterona:

> La falta de progesterona durante la premenopausia, como consecuencia de los ciclos anovulatorios, puede inducir niveles más altos de estrógeno y provocar un predominio sintomáticamente importante de esta hormona. Es más común que se presente el cáncer de mamas o el cáncer uterino cinco años antes de la menopausia. Y esto no es todo. El mecanismo activador del hipotálamo, que es puesto en marcha por la carencia de progesterona a medida que las mujeres se acercan a la menopausia, provoca que se eleve la HLGN [hormona liberadora de gonadotropina] y que la pituitaria libere la hormona que estimula los folículos y la hormona luteinizante. Las posibles consecuencias de esto son el aumento de producción de

estrógeno, la pérdida de producción de corticosteroides, y el edema intracelular. La mayor actividad del hipotálamo, que forma parte del cerebro límbico, puede inducir la hiperactividad de los núcleos límbicos adyacentes, produciendo cambios de humor, cansancio, friolencia, y reacciones inadecuadas ante otros factores de tensión. Hay sospechas de hipotiroidismo, a pesar de los niveles normales de hormona tiroides.

¿QUÉ CAUSA LOS CÓLICOS PREMENSTRUALES AGUDOS?

Mi propia vida hubiera sido más dulce si hubiera podido echarle una mirada al futuro. Pero, como dije antes, no hubiera sido tan iluminadora ni hubiera estado tan bien definida. La lucha por alcanzar nuestros objetivos suele ser tan gratificante como alcanzarlos. Es satisfactorio descubrir pequeños datos que con el tiempo permiten formar todo el cuadro.

Uno de estos datos me llegó por correo, en un informe médico, por el cual supe que los cólicos se presentan cuando las glándulas suprarrenales pierden sus reservas de cortisona. Otro me llegó en un artículo del *Cancer Forum*, publicado por la Fundación para el Adelanto de la Terapia del Cáncer, que presentaba los descubrimientos del doctor Lee, y que me ayudó a comprender que la progesterona es precursora de la cortisona, la cual es elaborada por las suprarrenales.

Al leer a este respecto, recordé que padecí fuertes cólicos cuando era adolescente. El dolor era tan intenso, que me desmayaba donde estuviera, ya fuera en el trabajo o en la escuela. Pasaba el resto del día en la clínica, con una botella de agua caliente, tomando té y aspirinas cada dos horas. Es asombroso que las mujeres en edad de menstruar sigan teniendo estos problemas, y que la mayoría de nuestros médicos no conozcan sus soluciones naturales. Por ello seguimos sufriendo sin necesidad, y los médicos siguen prescribiendo los medicamentos sintéticos de siempre.

Sin embargo, muchas mujeres han descubierto que la progesterona es una hormona que alivia el dolor. Los cólicos al principio de la regla pueden ser desgarradores, pero la progesterona los alivia al ayudar a las suprarrenales a crear cortisona. Según la doctora Betty Kamen, ahora algunos médicos aconsejan "aplicarse media cucharadita de crema en el abdomen, cada 30 minutos, hasta que los cólicos desaparezcan".

La doctora Linda Force me informa que antes de usar la crema de progesterona tenía problemas de coágulos durante sus periodos, pero desde que se aplica la crema su flujo es normal y parejo, y sus periodos son regulares. Ahora se aplica la crema por las mañanas y por las tardes hasta que empieza su periodo. Cuando éste termina, vuelve a aplicársela.

Sin embargo, hay que recordar que muchos médicos no relacionan nuestros síntomas con el SPM o con la menopausia. No siempre reconocen y aceptan que nuestras dificultades tienen que ver con la deficiencia de progesterona, y sólo tratan nuestros síntomas. Un ejemplo puede verse en muchas postmenopáusicas que no están conscientes de la desventaja de tener niveles bajos de progesterona. Descubren que, aunque comen alimentos con poca grasa, sus niveles de colesterol suben. Ya que con frecuencia les administran estrógeno sintético conjugado *sin nada que contrarreste sus efectos no deseados*, su colesterol con lipoproteínas de baja densidad, que es el menos deseable, se eleva constantemente. Este es el resultado del predominio del estrógeno. En lugar de neutralizar esta peligrosa hormona con progesterona natural, el médico suele recetar uno de los muchos medicamentos que bajan el colesterol. Entre tanto, el estrógeno permanece en el cuerpo, sin nada que lo equilibre, y sigue siendo una amenaza.

Es vital que pensemos siempre en las alternativas naturales de estos medicamentos. En los apéndices F y G de este libro se indica cómo lograr que el médico nos recete progesterona natural, o cómo obtener progesterona natural en diferentes presentaciones que no requieren receta.

Es tranquilizador darse cuenta de que los expertos han descubierto una combinación de ingredientes naturales que equilibran el estrógeno y la progesterona de las mujeres. Al reemplazar la progesterona natural del cuerpo se remedia cualquier deficiencia, y el resultado es el alivio de muchos síntomas preocupantes.

LA EPILEPSIA Y LA DEPRESIÓN PREMENSTRUALES

El doctor Ray Peat tiene estudios detallados que muestran que cuando se presenta la epilepsia antes de la menstruación, normalmente se alivia con progesterona. Esta terapia también ha dado buenos resultados en el tratamiento de la depresión suicida, el fenómeno de Reynaud, el síndrome de Menière (oído interno), las enfermedades renales y el metabolismo anormal del hígado.

Esto ha sido confirmado por la doctora Dalton, quien dice: "Una de las experiencias más satisfactorias es la de diagnosticar y dar tratamiento a una mujer que padece epilepsia premenstrual. Se le puede administrar progesterona y suprimir las tabletas anticonvulsivas, que producen muchos efectos no deseados". La doctora Betty Kamen, en su libro *Hormone replacement therapy: Yes or no?*, coincide en que la progesterona disminuye los ataques epilépticos debido a su acción barbitúrica en los metabolitos del cerebro.

Esta información, que apareció en Internet, parece corroborar aquellas declaraciones. Proviene de una mujer que sufrió de epilepsia y que escribió: "Hace muchos años, en el peor periodo de mi vida, sufría entre 30 y 50 ataques diarios de epilepsia. Desde que empecé a tomar diariamente 200 mg de progesterona natural en cápsulas, casi no tengo ataques. Sé que también me ayudan las vitaminas y los nutrientes que estoy tomando".

La experiencia y el estudio de la doctora Dalton dejan en claro que muchos de los incómodos síntomas que normalmente se relacionan con el ciclo mensual de la mujer se presentan antes de los primeros días de la menstruación y durante ella, y ocasionalmente también durante la ovulación. Es frecuente sentir dolor, depresión, y jaquecas durante los primeros dos días de la regla. Sin embargo, pueden obviarse todos estos efectos adversos que con frecuencia son agravados por la tensión y la falta de progesterona. Una vez que reemplazamos naturalmente la progesterona de nuestro cuerpo, muchos problemas se desvanecen. *Podemos* evitar los sufrimientos de la deficiencia de la hormona y, ya sea que estemos en la adolescencia o en el periodo postmenopáusico, podemos agradecer los esfuerzos de la doctora Katharina Dalton.

LA PROGESTERONA, LA TENSIÓN, Y LAS SUPRARRENALES

La progesterona que circula por nuestro cuerpo se produce en los ovarios. Sin embargo, el doctor Lee afirma que también se produce en las suprarrenales (nuestras "glándulas de la tensión"), donde se convierte en hormonas corticosteroides. Esta progesterona se emplea de manera inmediata y continua para una multitud de funciones suprarrenales.

El doctor Niels H. Lauersen afirma que "cuando la progesterona natural baja, las suprarrenales no pueden efectuar la conversión natural, la sal puede acumularse, pueden retenerse líquidos, y puede producirse hipoglicemia. Generalmente las progestinas sintéticas empeoran los síntomas del SPM, de manera que si una mujer está a punto de recibir tratamiento con progesterona, debe asegurarse de que sea natural". Según el doctor Lee, esto acaba con el predominio del estrógeno, al que se deben los síntomas mencionados.

El doctor Robert Lindsay, experto en osteoporosis, confirma que las hormonas sintéticas aumentan la tensión: "Muchas mujeres, cuando se les administran diez miligramos de Provera junto con Premarín, tienen síntomas premenstruales y se vuelven malhumoradas e irritables. Nos llaman y nos preguntan *¿Por qué me recetó eso?*" Sin embargo, la progesterona natural no sólo protege de la hipertensión, como informó en 1990 el *Journal of Epidemiology,* sino que además tiene un efecto relajante en la pituitaria. Parece que esto no es cierto en el caso de las hormonas sintéticas, que aumentan el sodio de las células y pueden provocar hipertensión.

Sterling Morgan escribe que las progestinas "pueden producir hipoglicemia temporal al bloquear la producción de glucocorticoides de las suprarrenales, que regulan el azúcar en la sangre". Es comprensible que muchas mujeres decidan discontinuar las hormonas sintéticas. Continúa el autor: "Estos problemas son prácticamente desconocidos con la progesterona natural, que es totalmente compatible con nuestro cuerpo". Y el doctor Peat explica que la progesterona es útil para muchas enfermedades alérgicas, entre ellas la inmunodeficiencia y la enfermedad del colágeno, ya que ayuda a mantener los niveles de azúcar en la sangre y estabiliza los lisosomas, elementos celulares que participan en el proceso inflamatorio.

El doctor Lee afirma que a veces las mujeres en la treintena (algunas incluso antes, y mucho antes de la menopausia) no ovulan durante sus ciclos menstruales. Según entiendo, esto puede ocurrir después de un periodo de fuerte entrenamiento atlético, de un trauma o de una lesión, de una dieta difícil, de tomar anticonceptivos hormonales, o de sufrir una fuerte tensión emocional:

> Sin ovulación, no se producen luteína ni progesterona. Esto puede provocar serios problemas. Uno es la presencia de estrógeno a lo largo del mes, solo, sin otro elemento que contrarreste sus efectos secundarios concomitantes, que provocan el síndrome conocido como SPM. Otro es el problema, que generalmente no se reconoce, del papel de la progesterona en la osteoporosis. La medicina contemporánea sigue sin percatarse de que la progesterona estimula la formación de huesos nuevos mediante el osteoblasto. El tercero es la relación entre la pérdida de progesterona y la tensión. La tensión influye en el funcionamiento del cerebro límbico, incluyendo el funcionamiento del hipotálamo.

El doctor Lee deja claro que *la tensión puede hacer que no haya ovulación*. La pérdida de progesterona influye en la menor producción de corticosteroides suprarrenales, con lo cual aumenta la tensión, haciendo que la mujer pueda tener ciclos anovulatorios.

Frecuentemente escuchamos que el exceso de ejercicio produce tensión física. Los estudios muestran que las maratonistas pierden el 4.2% de su masa ósea en un año debido a factores de tensión que asimismo inhiben la ovulación, y con ello la producción de progesterona. El doctor Peat explica que entonces se acumulan las toxinas que contribuyen a la deficiencia de progesterona. Sobra decir que este desequilibrio hormonal puede afectar a todo el cuerpo.

AUMENTO DE LOS NIVELES DE DHEA CON FITOHORMONAS

La tensión también puede agotar otra de nuestras hormonas vitales producidas por las suprarrenales: la dehidroepiandrosterona (DHEA). A pesar de que esta es la hormona más abundante del cuerpo humano, la ciencia médica no le prestaba atención, hasta hace poco. El doctor Norman C. Shealey, que es neurocirujano, efectúa investigaciones e imparte seminarios sobre la importancia de la DHEA para los hombres y las mujeres, y explica que lo normal en los hombres es de 180 a 1,250 ng/dl (nanogramos por decilitro) y en las mujeres de 130 a 980 ng/dl. El doctor Shealey descubrió que los pacientes que tienen la cantidad normal baja, o menos todavía, suelen padecer agotamiento de las suprarrenales, no saben enfrentar el estrés, y muchos tienen incapacidades (con frecuencia enfermedades serias). Según el doctor Alan Gaby y otros médicos, los niveles bajos de DHEA tienen que ver con el envejecimiento prematuro, el cáncer de pecho, la osteoporosis, la artritis reumatoide, las cardiopatías, la obesidad, la diabetes, las defensas bajas, e incluso el lupus y el mal de Alzheimer.

Los estudios preliminares sugieren que entre la DHEA y la progesterona hay un vínculo que hasta ahora no se sospechaba, y que el uso de la crema de progesterona puede ayudar a que se estabilicen sin peligro los niveles de DHEA. El doctor Shealey y otros investigadores creen que en la mayoría de los casos este tratamiento es mucho mejor que los suplementos de DHEA sintética, ya que permite que la sabiduría del cuerpo decida cuánta hormona utilizar. A veces, en casos extremos, se administra DHEA para lograr un alivio temporal, junto con progesterona, para equilibrarla. Pero una persona joven que tome DHEA sólo para tener más energía puede afectar a las suprarrenales al hacer que no produzcan más de esta hormona.

UN ARGUMENTO CONVINCENTE

Investigaciones paralelas indican que la *Dioscorea*, que es la planta del ñame silvestre, contiene precursores naturales de DHEA. En el *Journal of Clinical Endocrinology and Metabolism* se afirma que los niveles altos de DHEA se relacionan con un sistema inmunológico más activo y una disminución de las enfermedades de los sistemas de los órganos principales. El doctor Joe Glickman Jr. menciona diferentes estudios que muestran que las personas con niveles bajos de DHEA son más propensas al endurecimiento de las arterias, las embolias y el cáncer. En un estudio efectuado a más de 240 varones a lo largo de 12 años, entre los que tenían niveles más altos de DHEA hubo menor incidencia de muerte por estas enfermedades. El doctor Glickman predice incluso que la DHEA "puede ser muy positiva en el tratamiento del SIDA".

Al subir los niveles de DHEA puede reducirse el cáncer gástrico; también hay un efecto anticancerígeno en el pecho, los pulmones, el colon, la tiroides, la piel y el hígado. Además, el *Journal of Neuroscience Research* informa que la DHEA "aumenta considerablemente el número de células nerviosas y su capacidad para comunicarse con otras células nerviosas", sugiriendo que los niveles de DHEA pueden ayudar a prevenir el mal de Alzheimer y otras enfermedades seniles.

El doctor Glickman declara que es importante recordar que la DHEA en forma sintética (que requiere receta) puede ser nociva para el hígado. La clave para obtener los muchos beneficios de esta hormona es que proceda de una fuente natural, sobre todo para prevenir las enfermedades causadas por el desgaste producido en el organismo por la tensión crónica. El doctor Neecie Moore informa que podemos elevar positivamente nuestros niveles de DHEA (igual que los niveles de progesterona) con el precursor encontrado en el camote silvestre, e ilustra este punto con la historia de un médico que en 60 días elevó sus niveles de DHEA con la *Dioscorea*. (Véase el capítulo 5).

Cuanto más aprendo sobre la progesterona natural, más curiosidad me despierta. Para quien esté tratando de decidir si tomar o no progesterona natural y se pregunte si realmente la necesita, el doctor Ray Peat explica: "Cuando hay deficiencia de progesterona, suele haber hipoglicemia". Además, la progesterona natural tiene una acción estabilizadora en el tejido muscular y en muchas otras partes del cuerpo, "como el útero, las paredes de los vasos sanguíneos, el corazón, los intestinos y la vejiga. Y algo que es menos visible: la progesterona estabiliza y normaliza los procesos nerviosos, secretores y de crecimiento. Su papel bioquímico es importante, al proporcionar el material con el cual se fabrican según se necesitan las otras hormonas esteroides (como la cortisona, la testosterona, el estrógeno y la aldosterona, que regula la sangre)". En resumen, el doctor Peat afirma que la progesterona desempeña una multitud de papeles en la normalización de las funciones corporales.

MANERAS CORRECTAS Y EQUIVOCADAS DE FACILITAR LA TRANSICIÓN

Ahora exploremos más la evidencia relacionada con la menopausia, recordando siempre que la mayoría de los médicos enfrentan este periodo crítico de la vida de la mujer con un medicamento muy conocido que requiere prescripción, y cuyo uso ha provocado muchas discusiones recientemente. El estrógeno sintético conocido como Premarín se administra a más de 22 millones de mujeres al año y es uno de los diez medicamentos más recetados, más o menos igual que e Provera (medroxiprogesterona), cuyas recetas se afirma que son "preventivas". Esto es triste, pues la verdad es que ambas hormonas son sintéticas, para el cuerpo es muy difícil metabolizarlas, y por ello pueden provocar reacciones exageradas.

Hablan las mujeres

En una narración muy personal, Gail Sheehy, en su libro *The Silent Passage: Menopause,* nos cuenta lo que le sucedió cuando añadió Provera sintética a su régimen:

> Por la tarde sentí como si tuviera una fuerte cruda. Este estado, inducido químicamente, no cedió con las aspirinas ni con una caminata por el parque. Conforme pasaba el día yo empeoraba, mi corazón empezó a acelerarse, me puse irritable, sentía oleadas de tristeza y dificultad para concentrarme. Para el colmo, regresaron los bochornos. Por la noche tuve que tomar un vaso de vino para poder dormir, e incluso así los sudores y mi corazón desbocado me despertaron.

Asusta que la mayoría de los médicos alópatas receten la progesterona falsa, Provera, a pesar de que, como Gail Sheehy señala, la Administración de Alimentos y Medicinas de Estados Unidos no la aprueba como tratamiento para la menopausia. Y prosigue:

> A pesar de ello, el Comité Asesor de la FDA para los Medicamentos sobre Fertilidad y Salud Materna declaró en 1991 que esta combinación de hormonas "pueden usarla indefinidamente las mujeres que tienen útero". Al preguntarle qué porcentaje de la población femenina de más de 50 años podía consumir estrógeno durante

largo tiempo, ya fuera sólo o combinado con progesterona sintética, el Comité contestó: "de hecho todas". Un cheque en blanco.

Algunas de estas hormonas sintéticas han estado en el mercado cerca de medio siglo. Sin embargo, desde su aparición, año tras año, las mujeres regresan a sus casas con sus recetas, siguen teniendo las mismas reacciones terribles, y les causa aprehensión tomarlas. Después de leer las advertencias del fabricante (véase el Apéndice B), muchas ni siquiera surten sus recetas, o sólo las surten una vez. Tenemos miedo y casi nunca sabemos adónde dirigirnos. Gail Sheehy expresa lo que han experimentado muchas mujeres:

> Yo no necesitaba un experimento clínico de diez años ni un estudio de doble ciego para saber qué estaba pasando. Tomar progesterona sintética con estrógeno durante medio mes fue como pisar el pedal del acelerador y poner los frenos al mismo tiempo, y mi cuerpo quedó confuso y agotado.

Antes de que pasemos a algunos de los males que acompañan la menopausia, recordemos los numerosos beneficios de la progesterona natural, y comparémoslos con problemas relacionados que se sabe que son agravados por el uso de las progestinas sintéticas, como la insuficiencia cardiaca, la epilepsia, la migraña, la depresión, los niveles altos de colesterol y las afecciones renales. Cuando le pida a su médico que sustituya la sustancia sintética, él puede declarar que se ha demostrado que las hormonas artificiales imitan perfectamente a nuestras hormonas naturales. En este caso, muéstrele un artículo aparecido en 1993 en el *New England Journal of Medicine*. Recuerde que esta información, que las mujeres precisamos, fue descubierta por científicos que estaban por encima de la política médica. Las palabras de la doctora Betty Kamen resumen perfectamente esta noticia:

> De la progesterona proceden todas las demás hormonas esteroides y es la que distingue a la progesterona natural de las progestinas

sintéticas... La única similitud entre la forma sintética de la progesterona y la progesterona natural es que ambas pueden provocar un
sangrado uterino parecido al flujo menstrual.

Ahora que llamamos la atención sobre los muchos beneficios que
se obtienen con el suplemento de progesterona natural, debo comentar algo sorprendente que le aconteció a una amiga. Yo le había
contado que cuando la doctora Linda Force se aplicó progesterona,
desapareció el quiste que tenía en el pecho. Entonces mi amiga
decidió aplicare la crema de progesterona natural en el bulto que
tenía en el pecho, y que en determinado tiempo habían tenido que
drenarle. Este fibroide de mi amiga iba y venía, y en aquel momento
a ella no le preocupaba demasiado porque pensaba que desaparecería
con una buena dieta y ejercicio.

Sin embargo, tras pensar un poco en la terapia de progesterona
y enterarse de que era natural y no tenía efectos secundarios, decidió
usar la crema como medida preventiva y aplicársela directamente en
la parte abultada del pecho. Cuando nos vimos al mes siguiente,
estaba fascinada con los resultados. Me contó que unos días después
de usar la crema empezó a sentir beneficios que no esperaba. No
sólo desapareció el bulto; *también los bochornos*. Esto fue una
sorpresa para ella, porque todo lo que había leído indicaba que el
único remedio para los bochornos era el suplemento de estrógeno.

Por supuesto, si mi amiga hubiera leído alguno de los escritos del
doctor John Lee, hubiera comprendido que un alto porcentaje de
mujeres con bochornos reacciona con la progesterona. El estrógeno
extra (de preferencia estriol) sólo debe administrarse cuando los
bochornos no ceden con un tratamiento de progesterona de seis
meses, y en ese caso la decisión debe ser personal y estar bien
fundamentada. Cada cuerpo es diferente y experimenta los beneficios de manera especial. Mi amiga también mencionó que ya no
padecía insomnio. Dormía toda la noche sin las interrupciones que
produce el desequilibrio hormonal.

Otra amiga, Dianna Widerstrom, nos relata su experiencia: "Dos semanas antes de mi periodo, los pechos se me hinchaban tanto que me dolían cuando me los tocaba o cuando me acostaba boca a bajo. (Seis años antes me habían diagnosticado fibroquistes en los pechos.) Cuando empezaba mi periodo, expulsaba coágulos del tamaño de un dólar y retenía los líquidos exageradamente. Mientras mi cuerpo sufría toda esta tensión, yo me ponía muy irritable.

Cuando le conté mis problemas a una amiga, ella me habló de la crema de progesterona. Empecé a usarla, y después del primer mes observé varios cambios en mi cuerpo. Los bultos del pecho se habían reducido notablemente; los coágulos también, y ya no retenía tanta agua. Después de tres meses los bultos desaparecieron por completo y el sangrado era regular. Todos estos cambios han tenido un efecto positivo en mi personalidad, y mi esposo no ha dejado de notarlos y agradecerlos.

Pasados varios meses decidí dejar de aplicarme la crema durante un mes. ¡Qué error! Nunca volveré a cometerlo. Me aparecieron bultos en los pechos, y me dolían. De nuevo tuve coágulos en el sangrado (aunque no tan grandes como antes), el flujo de mis periodos dejó de ser regular, y retuve mucha agua. Esto me demostró que mi cuerpo necesita la progesterona y que funciona bien con ella. (También he descubierto que el extracto de raíz de diente de león me ayuda a no retener agua.)

Soy dueña de un salón de belleza y he decidido vender en él la crema. Mis clientas la usan y he visto cambios sorprendentes en sus cuerpos y, por ende, en sus vidas. Por desgracia, nuestros médicos no siempre nos proporcionan estos ingredientes naturales".

Bochornos, pechos hinchados, atrofia vaginal e infecciones

El estrógeno es producido por los ovarios y se almacena en la grasa del cuerpo. Cuando se necesita, se libera y el hígado lo metaboliza. Conforme envejecemos, el cuerpo nos indica que nuestras hormonas están declinando. Según los expertos, los dos principales signos de que tenemos bajo el estrógeno son los bochornos y la atrofia genital. Si bien la doctora Lita Lee dice: "Nunca he visto a una menopáusica (ya sea natural o por cirugía) que no curara sus bochornos con un tratamiento de progesterona", yo he hablado personalmente con varias menopáusicas a las que *se les hincharon más los pechos*, retuvieron más agua, y padecieron insomnio o jaquecas durante las primeras fases del tratamiento con progesterona.

Le pregunté al doctor John Lee cuál podía ser la razón. Me explicó que estas mujeres tenían mucho estrógeno antes de que empezaran su terapia con progesterona. Cuando hay predominio de estrógeno, se desconectan los receptores de estrógeno: el cuerpo trata de protegerse del exceso de esta hormona. Pero la progesterona aumenta temporalmente la sensibilidad de los receptores. De esta manera, durante un corto lapso uno puede experimentar efectos secundarios parecidos a los que provoca el estrógeno, como hinchazón de los pechos e inflamación, que normalmente ceden en su momento, tras un periodo de dos o tres meses de aplicarse progesterona.

El doctor Lee explica que algo parecido sucede con las mujeres que están en la premenopausia: siguen produciendo "toneladas de estrógeno" y menstrúan regularmente, pero carecen de la progesterona necesaria para que sus periodos sean regulares, de manera que unas veces son abundantes y otras ligeros. Ahora el cuerpo produce más estrógeno del que necesita, porque los receptores no están muy atentos. Si entonces proporciona progesterona, restablece el predominio del estrógeno durante un tiempo, en tanto los receptores recuperan su sensibilidad normal. En estos momentos puede haber un periodo de ajuste en el cual algunas mujeres experimentan varios síntomas incómodos; todo el estrógeno que producen puede manifestarse repentinamente hinchando los pechos, aumentando el peso, reteniendo agua y provocando jaquecas.

Estos efectos secundarios del estrógeno, si acaso se notan, sólo duran uno o dos meses. Durante el tercer mes, el cuerpo tiene el suficiente nivel de progesterona para oponerse a esta acción. Por lo tanto, la sugerencia del doctor Lee a las mujeres que sufren estos problemas es que si perseveran durante dos o tres meses, el nivel de progesterona subirá lo suficiente para producirles beneficios, y desaparecerán sus efectos secundarios temporales.

Otro problema común relacionado con la menopausia es la atrofia vaginal, que puede resultar muy dolorosa durante el coito. El doctor Carlton Fredericks señala que es mucho más seguro tomar vitamina A y crema de vitamina E para la vaginitis atrófica, que las cremas de estrógeno sintético (Cynonal o Premarín) que con tanta frecuencia recetan los médicos, y afirma: "Estas dos cremas producen efectos no deseados y también pueden irritar".

Si su médico opina que sus síntomas hacen necesario un tratamiento con estrógeno, recuerde que la progesterona natural debe ser el primer tratamiento durante dos o tres meses por lo menos. Su aplicación tópica es muy eficaz para muchas mujeres. Otras mujeres cuyos problemas han persistido logran buenos resultados con la crema de estriol. Cuando empiezan a disminuir los ingredientes esenciales para la salud de los tejidos vaginales, el tejido genital suele degenerar y ser propenso a infecciones.

El doctor Lee también habla de esta probabilidad de resequedad vaginal y "mucosa atrófica" (encogimiento de membranas) después de la menopausia, situación que a su vez "predispone a las mujeres a las infecciones de la vagina, de la uretra y de la vejiga. El tratamiento del agente infeccioso... con antibióticos sólo tiene éxito temporalmente debido a que la verdadera causa... es la pérdida de *resistencia a estos gérmenes* como consecuencia de la deficiencia hormonal... En una prueba controlada del estriol intravaginal, efectuada recientemente en postmenopáusicas que padecían infecciones recurrentes del tracto urinario, se encontró que el estriol reducía notablemente la incidencia de las infecciones urinarias..."

El doctor Lee afirma que en su práctica clínica ha visto que con los tratamientos con estriol resurgen los lactobacilos buenos (bacterias) y casi desaparecen las (indeseables) bacterias del colon, y se recuperan la mucosa normal de la vagina y el pH normal bajo (que frena el crecimiento de muchos agentes patógenos). Al doctor Lee le sorprendió que, en casos en los que se había contraindicado el estrógeno a sus pacientes, la resequedad vaginal y la atrofia de la mucosa se acababan después de tres o cuatro meses de terapia con progesterona natural. Su experiencia y la de muchos otros médicos confirman nuestra necesidad de encontrar el debido equilibrio personal de estrógeno y progesterona *naturales*.

¿Cómo afectan los medicamentos a nuestra salud y nuestros niveles hormonales?

La dependencia de los medicamentos es en sí una enfermedad, ya que lleva a la adicción a muchos medicamentos más. El estadounidense común y corriente puede pensar en un principio: "¡Yo no dependo de los medicamentos!" Sin embargo, la realidad nos golpea cuando revisamos nuestro botiquín. Por ejemplo, pensemos en los antibióticos que nos recetan con tanta frecuencia sin tomar en cuenta su efecto a largo plazo. La terapia con antibióticos destruye las bacterias útiles, y crea un ambiente ideal para que proliferen hongos u otras bacterias más dañinas. En consecuencia, con otras infecciones surgen cepas de muchos organismos que producen enfermedades, y que son resistentes a los fármacos. El doctor Julian Whitaker dice: "En 1992, murieron 13,300 pacientes hospitalizados, a causa de infecciones que no se pudieron controlar con antibióticos".

Bien podíamos dejar de fijar nuestra atención en los antibióticos y prestarla a los probióticos, palabra que se emplea en *Alternative Medicine*. Si proporcionamos a nuestras bacterias útiles la nutrición adecuada, a la larga crearán y asegurarán un excelente estado de homeostasis. Este libro de divulgación indica que algunos probióticos son los *Lactobacillus aciidophilus,* los *Lactobacillus bulgariicus,* los *Bifidobacterium bifidum,* y los *Bifidobacterium longum.* En tanto los antibióticos, como por ejemplo la penicilina, matan nuestras bacterias benéficas, y los esteroides, como la cortisona y las píldoras para el control de la natalidad, dañan la flora intestinal, estas bacterias benéficas prosperan con el yogur fresco y con dietas ricas en carbohidratos complejos (verduras crudas orgánicas, cereales enteros y legumbres) y bajas en azúcar y grasa.

Muchas mujeres sufren por la proliferación excesiva de la *Candida albicans,* hongo que todas tenemos y que es inofensivo cuando las bacterias positivas lo mantienen a raya. Esta proliferación, que muchas veces es difícil controlar, es más frecuente de lo que generalmente reconocemos. Entre sus síntomas están la irritación crónica de la vagina, el prurito, las jaquecas, el exceso de fatiga, los problemas de los tractos gastrointestinal y urinario, y de los sistemas neuromuscular y respiratorio.

La candidiasis, producida con frecuencia por terapias con antibióticos, también es provocada por el uso de anticonceptivos y de otros medicamentos con corticosteroides, así como por factores relacionados con la dieta (por ejemplo, el exceso de azúcar) y por la deficiencia de progesterona. La gran cantidad de azúcar que contienen muchas dietas que consumen las mujeres no sólo alimenta al hongo, sino que altera el equilibrio hormonal y mineral. El doctor Lee nos da un ejemplo de la vida diaria:

> Una lata de coca cola contiene nueve cucharaditas de azúcar. Si estas nueve cucharaditas de azúcar se descargan de golpe en el cuerpo, los niveles de azúcar en la sangre fluctúan desordenadamente, se sube de peso, hay resistencia a la insulina y las suprarrenales se agotan. Este es el ambiente perfecto para el desequilibrio hormonal. Igualmente malos son los refrescos de soda con aspartame [Nutrasweet], producto químico sintético que contiene excitotoxinas, conocidas sustancias que producen daño cerebral y pueden contribuir a la

hiperactividad, a algunas incapacidades del aprendizaje, y al mal de Alzheimer.

Para tratar la infección por hongos y su incómoda descarga, los médicos recetan varias cremas fungicidas, como Monistat-7 u otros medicamentos que no requieren receta. Cuando pienso en mi propia experiencia con estos productos todavía tengo desagradables recuerdos del ardor y la irritación en mi tejido vaginal. Pero yo no hubiera tenido que padecer este efecto secundario si hubiera sabido entonces del tratamiento hormonal *natural* para aliviar mis problemas menopáusicos.

Las hormonas naturales elevan el colesterol "bueno" y disminuyen el "malo"

Otro aspecto interesante es el cambio de nuestros niveles de colesterol con el paso de la edad. ¿Se ha checado estos niveles últimamente? Si está en la menopausia, ¿ha notado que son más altos que antes, y que aparentemente todos esos productos "sin colesterol" que consume no sirven para bajar su colesterol "malo"?

La dieta y el ejercicio son importantes. Sin embargo, no bastan para regular el colesterol. También Gail Sheehy señala que hay una relación entre las hormonas, el colesterol, y las cardiopatías:

> El indicio más importante de las cardiopatías es el nivel de LAD (lipoproteínas de alta densidad). Los niveles de colesterol malo normalmente aumentan en las mujeres después de que dejan de reglar, a lo largo de diez o 15 años. También en este caso, los cambios peligrosos en la cuenta del colesterol o en la presión sanguínea no se anuncian con síntomas obvios, sino hasta que ocurre una catástrofe. "Si tu nivel de LAD es bajo, y tu nivel de LBD es relativamente alto, tendrás problemas, aunque tu recuento total de colesterol sea de 100", dice la doctora Estelle Ramey.

Como vimos en el análisis que efectuamos en el capítulo 2, la experiencia clínica subraya la necesidad de estabilizar el estrógeno mediante la progesterona, a fin de contrarrestar los riesgos de bajar nuestro colesterol LAD. El tratamiento tradicional sólo con estrógeno puede provocar muchos efectos no deseados y acelerar este problema.

El defecto de la fase lutéica

Una queja común de muchas mujeres es: "Mis reglas han desaparecido por completo" o "mis reglas son exageradamente frecuentes o irregulares". En términos médicos, estos síntomas se llaman "defecto de la fase lutéica". En palabras sencillas, esto quiere decir que el estrógeno es la hormona que predomina durante la primera parte del ciclo (la fase folicular). Pero si sigue predominando durante la segunda parte del ciclo (la fase lutéica), quiere decir que hay poca producción de progesterona, lo que puede causar las anomalías de la menstruación conocidas como hipermenorrea, polimenorrea, o amenorrea.

El hipotiroidismo

Como dice el doctor Lee, la deficiencia de progesterona muchas veces se diagnostica erróneamente como deficiencia de tiroides. No obstante, el doctor Peat hace hincapié en que la hormona tiroides es básica para todas las funciones biológicas, y que a veces se necesitan tanto suplementos de tiroides como de progesterona, "ya que cada hormona favorece la acción de la otra". Para saber si se necesita un suplemento de tiroides además de progesterona, el doctor Peat recomienda la prueba llamada "reflejo del tendón de Aquiles", que mide la energía de los músculos por la velocidad con que se relajan los músculos de la pantorrilla.

El doctor Peat añade: "Sin la tiroides adecuada, nos volvemos indolentes, torpes, fríos, anémicos; quedamos sujetos a infecciones, cardiopatías, jaquecas, cáncer y muchas otras enfermedades, y envejecemos prematuramente... No asimilamos bien los alimentos, de manera que incluso si nuestra dieta es aparentemente adecuada, existe una desnutrición interna". Los periodos irregulares, que con frecuencia llevan a las histerectomías innecesarias, son aspectos comunes del hipotiroidismo. Y las enfermedades de las mamas son otra manifestación clásica. El doctor Mark Perloe lo explica así: "Cuando hay muy poca producción de tiroides pueden subir los niveles de prolactina y haber una estimulación constante de estrógeno".

Durante una charla, el doctor Peat nos dijo que el estrógeno (que podemos tratar de equilibrar con suplementos de progesterona) frena la liberación de la hormona tiroides, en tanto que la cantidad adecuada de hormona tiroides estimula la producción natural de progesterona y frena la de estrógeno. Eso permite comprender que la hormona tiroides y la progesterona se complementan mutuamente. Además, el doctor Peat hizo la interesante observación de que, dado que el estrógeno y la cortisona debilitan los vasos sanguíneos, la progesterona (junto con suplementos de tiroides) es una buena manera de impedir que nos salgan moretones fácilmente.

Por desgracia, nuestros médicos con frecuencia no comprenden ni explican los beneficios que tiene la medicación con tiroides natural (con el nombre comercial de Armour) sobre la sintética. Si bien la fórmula ha cambiado un poco en los últimos años, el doctor Peat dice que la tiroides natural es "generalmente más eficaz", ya que "muchas personas cuya glándula tiroides deja de funcionar debido a la tensión, no reaccionan con la tiroxina sintética, T_4". Además, aquellas cuyo hígado no funciona perfectamente, pueden necesitar la forma activa de la hormona T_3, que el hígado convierte normalmente en tiroxina. El exceso de T_4 sin convertir puede ser tóxico. Sin embargo, a veces un poco de carbohidratos entre comidas (para mantener estable el nivel de glucosa en el hígado) permite la conversión a T_3.

En contra de lo que se aconseja en la mayoría de los "libros sobre la salud", el doctor Peat advierte que el exceso de yodo en la dieta frena la función de la tiroides. También ha efectuado una investigación que abre nuevas perspectivas y que indica que una dieta con demasiados aceites *insaturados* inhibe exageradamente la tiroides. Para contrarrestar la fatiga, la obesidad y otros efectos de estos aceites, aboga por el consumo regular de aceite de coco (ver el capítulo 6).

El doctor Peat afirma también, basándose en investigaciones contundentes, que el hipotiroidismo (junto con el exceso de estrógeno) es la principal causa de la esclerosis múltiple (EM), y que quizá la deficiencia de progesterona es uno de sus factores. Parece que el mecanismo es que el edema causado por el exceso de estrógeno puede provocar coágulos en el cerebro, en áreas relacionadas de destrucción de la cubierta de mielina del tejido nervioso. Los niveles bajos de DHEA también se han relacionado con la EM.

¿Quién quiere tener arrugas prematuras y otros problemas de la piel?

El doctor Peat tiene noticias más o menos alentadoras para aquellas de nosotras preocupadas por las arrugas. A pesar de que la publicidad afirma que el estrógeno es el "medicamento para la juventud", el doctor Peat declara que "se sabe que acelera el envejecimiento del colágeno de todos los tejidos estudiados, incluyendo la piel" y comenta irónicamente que "las mujeres, igual que las vacas, se restiran con la influencia del estrógeno, el agua y la grasa, y las arrugas se les suavizan naturalmente, pero cuando se usa estrógeno la piel en sí pierde más deprisa la elasticidad". Por otra parte, agrega que "Se ha descubierto que la progesterona revierte los cambios químicos que sufre el colágeno con la edad" y que normaliza el sistema inmunológico, de manera que suprime reacciones que ayudan al proceso de envejecimiento.

Pero no hay que esperar milagros. Parece que este tratamiento es más eficaz en unas mujeres que en otras, y probablemente depende de muchos factores, incluyendo la edad en que se comienza y el grado de la previa exposición excesiva al sol. Sin embargo, el doctor Peat nos da otro consejo: usar aceite de coco en lugar de cremas y lociones para la piel que contienen los tan elogiados aceites botánicos poliinsaturados, pues dice que en realidad favorecen el envejecimiento de la piel, al intensificar los efectos de los rayos solares ultravioleta.

Sabemos de otras afecciones de la piel que también reaccionan con la terapia tópica de progesterona. El doctor Lee puede mostrar pruebas de casos en los que con la aplicación de la crema de progesterona cedieron el acné, la psoriasis (parches rojizos escamosos), el enrojecimiento (escamas y picazón), las zonas escamosas cerca de la nariz y de la frente, la seborrea (caspa y picazón) e incluso la keratosis (células cutáneas endurecidas que pueden ser antecedentes de cáncer de la piel). Este tratamiento natural resulta maravilloso si se compara con otros, como la cirugía o los antibióticos (que acaban con las bacterias útiles, y que muchas veces desembocan en el síndrome de "gota filtrada" y en la proliferación de hongos de cándida).

¿POR QUÉ SUFRO DE DOLORES MUSCULARES?

Al evaluar los síntomas de las enfermedades comunes entre las mujeres, me pareció interesante que muchos padecimientos provocan quejas parecidas a las del SPM y la menopausia. Por ejemplo, un diagnóstico que se da a un número increíble de mujeres es la *fibromialgia*. Como me interesaba este tema, asistí a una conferencia que daba un célebre reumatólogo de la Universidad Emory, el cual mencionó en su charla que la fibromialgia es una enfermedad que padecen sobre todo las mujeres. Por supuesto, la enorme sala de conferencias estaba repleta de mujeres de todas las edades.

Un par de meses antes, en una reunión de personas de la tercera edad, conocí a una mujer que me dijo que tenía fibromialgia. Como yo buscaba un libro sobre artritis, me había enterado de que un médico de la Clínica Mayo le había puesto a esta enfermedad el nombre de "fibrositis" y decía que era "la forma más común de reumatismo agudo y crónico... Sus síntomas se parecen a la sensibilidad química y al síndrome de la fatiga crónica". Otros médicos y varias publicaciones científicas informan que "varios padecimientos, como el síndrome de fatiga crónica y la fibromialgia, se diagnostican erróneamente como "mal crónico de Lyme". La fibromialgia se presenta sobre todo en la edad madura, pero puede aparecer en cualquier edad. Al reseñar un artículo en el *Journal of Internal Medicine*, Betty Kamen dice: "No hay pruebas de que la fibromialgia sea una enfermedad muscular o un síndrome reumático".

Lo que más me llamó la atención es que los síntomas tienen todas las características de la deficiencia de progesterona o del exceso de estrógeno que enumeramos en el capítulo 2: depresión, retención de líquidos, dolor en los músculos y en las coyunturas, jaquecas, insomnio, mala memoria e incluso SPM.

De manera que mi nueva amiga decidió usar la crema de progesterona. Me llamó aproximadamente después de un mes, y muy emocionada me informó que habían desaparecido todos sus síntomas de "fibromialgia". Se puso feliz sobre todo cuando su abdomen distendido empezó a adelgazar, y tuvo que comprarse ropa nueva dos tallas más pequeña. Esta señora no tenía pelos en la lengua, así que me pregunté qué respondería su médico cuando ella le dijera: "Bueno, doctor, después de aplicarme esta progesterona botánica desaparecieron todos mis síntomas". Me imaginaba al médico titubeando: "¡Ajá, ajá, mmm, mmm, señora, y, claro, conozco un buen psiquiatra que puede atenderla".

Pero esta señora sabía que había dado con algo. Había soportado estos problemas por más de 30 años, y las únicas veces que había dejado de tener síntomas durante toda su vida de casada fue las siete veces que se embarazó. Como nos dice el doctor John Lee: "Durante el tercer trimestre del embarazo, la placenta produce diariamente entre 300 y 400 mg de progesterona". (Es cuando muchas mujeres se sienten eufóricas). Esta cantidad es aproximadamente diez veces más alta que la que produce normalmente una mujer que ovula.

Durante el embarazo, la progesterona nos da una gran protección. Es la hormona esencial para que sobreviva el embrión. *¿Es esencial también para que conservemos la buena salud?*

¡SI HUBIERA SABIDO ENTONCES LO QUE SÉ AHORA! (LA POSTMENOPAUSIA)

Una vez que una mujer llega a la fase de su vida en que deja de menstruar naturalmente, ¿para qué provocarle ciclos artificiales? No es realista que soporte estos periodos forzados por los medicamentos, y padezca múltiples efectos secundarios en lugar de atravesar por el periodo de su vida que debe ser el más pacífico. He encontrado que la terapia natural no produce reglas cuando las hormonas se toman con regularidad. Si hubiera sabido durante la cumbre de mi menopausia lo que sé ahora, hubiera puesto en práctica estos conocimientos de inmediato.

Sandra Coney, en su libro *The Menopause Industry: How the Medical Establishment Exploits Women*, dice que la industria farmacéutica ha promovido la idea de que la menopausia es una enfermedad porque tiene medicamentos para tratar sus síntomas. Al considerar a la menopausia como una enfermedad, condicionamos al cuerpo a tener reglas mensuales indefinidamente, hasta la ancianidad, provocadas por sustancias sintéticas.

Sin embargo, lo que las empresas farmacéuticas describen como un sueño para conservar la juventud es más bien una pesadilla. Las promesas de aliviar sintéticamente, con estrógeno, la menopausia natural y la postmenopausia, no se han cumplido. Y la realidad de esta pesadilla puede verse en los estudios. El *American Journal of Obstetrics and Gynecology* afirma ahora que no sólo quienes se someten por mucho tiempo a la terapia de hormonas sintéticas corren el 40% de riesgos de tener cáncer del pecho; también quienes la usan por poco tiempo.

Mediante cuidados preventivos, es posible que los años que van de la premenopausia a la postmenopausia resulten muy constructivos. Podemos dedicar nuestras energías a alcanzar cierto grado de salud que nos permita vivir con bríos y creatividad. Como dice la escritora y antropóloga Margaret Mead: "La fuerza más creadora del mundo es la menopáusica llena de vida".

NUEVAS IDEAS SOBRE LA ANTICONCEPCIÓN

¿Y qué pasa con las mujeres que todavía están en sus años reproductivos? Las estadísticas muestran que diez millones de mujeres estadounidenses y 50 millones en todo el mundo toman anticonceptivos orales. Y la mujer común y corriente no sabe si lo que le recetan como anticonceptivo es progesterona o estrógeno. Según *The Pharmacological Basis of Therapeutics,* de Goodman y Gilman, "Los agentes progestacionales, junto con estrógenos, se usan ampliamente como anticonceptivos orales, entre ellos el etinilestradiol, el mestranol, y muchas otras combinaciones". Sin embargo, el doctor John Lee nos dice que el etiniestradiol, el anticonceptivo sintético que se receta más frecuentemente, se considera peligroso "debido a que todos los estrógenos sintéticos orales se absorben rápidamente por vía oral pero se metabolizan y excretan muy lentamente".

Con frecuencia, sus efectos secundarios son trágicos. Los agentes progestacionales se introdujeron en 1950; desde entonces, sus formas sintéticas ha aumentado abundantemente, y muchos se usan clínicamente como anticonceptivos. El noretinodrel fue uno de los primeros compuestos de progestina que se usaron. Otras progestinas sumamente potentes son los acetatos de clormadinona y de ciproterona. La Administración de Alimentos y Medicamentos de Estados Unidos lanzó una advertencia acerca de la medroxiprogesterona, una de las progestinas más recetadas, que aparentemente provoca muchas más alteraciones e incomodidades. Evidentemente, la Administración no la ha aprobado como anticonceptivo debido a sus "posibles efectos secundarios nocivos". No obstante, sigue usándose.

Los científicos han estudiado la acción de los receptores de progesterona en animales, como atestigua la doctora Katharina Dalton, y han demostrado que "los receptores de progesterona sólo transfieren las moléculas de progesterona al núcleo de la célula, pero no las moléculas de los progestogenes artificiales... [Sin embargo], estos sustitutos de progesterona se utilizan en las píldoras anticonceptivas y tienen otros usos ginecológicos".

El doctor Ray Peat advierte que el empleo de estrógeno, de píldoras anticonceptivas, e incluso del DIU, pueden causar deficiencia de progesterona. Esto, a su vez, puede provocar fuertes cólicos, esterilidad, aumento de peso, y otros problemas aparentemente inconexos. De hecho, el cáncer de pecho es una de las reacciones a largo plazo de las píldoras anticonceptivas. El doctor Peat también trae a nuestra atención un estudio de 1966 efectuado por Spellacy y Carlson, que demostró el peligro de la estimulación pancreática prolongada por medio de anticonceptivos orales, pues sube el nivel de ácidos grasos libres y aumenta la tendencia a la diabetes.

Cuando se expone el cuerpo a los peligros de las hormonas alteradas químicamente puede ocurrir lo inesperado. Como dice el doctor John Lee: "Algunos de estos fármacos inutilizan permanente a los ovarios... Y la vaginitis es más frecuente entre las mujeres que toman píldoras anticonceptivas... Estas píldoras impiden que se produzca la mucosidad protectora que producen normalmente las hormonas. Después de todo, el efecto de las píldoras anticonceptivas es el de suprimir las hormonas normales".

También se ha relacionado claramente a los anticonceptivos orales con la formación de coágulos. Los coágulos pueden formarse en las venas de las piernas, lo que se llama trombosis venosa profunda. Estos coágulos (en las pantorrillas, los muslos, etc.) son muy serios, ya que pueden llegar fácilmente a los pulmones (embolia pulmonar). En *The Complete Book of Menopause* se afirma que "la embolia pulmonar puede ser mortal y [es] la principal preocupación que provoca la trombosis venosa profunda".

Una y otra vez vemos la importancia de utilizar progesterona natural para anular los peligrosos efectos del exceso de estrógeno. El doctor Alan Gaby compara los diferentes resultados del empleo de progesterona natural, en lugar de las progestinas artificiales y dañinas, y dice:

> La progesterona ayuda a la concepción y sostiene el embarazo. En cambio, los progestogenes inhiben la ovulación y por ello se emplean para controlar la natalidad... Muchas mujeres que han experimentado fuertes efectos secundarios debido a las píldoras para el control de la natalidad o de otros regímenes hormonales que contienen progestogenes, mejoran cuando reciben progesterona natural.

Algunos médicos y muchas mujeres se preguntan por qué no hemos empleado progesterona natural como anticonceptivo, ya que nunca ha producido efectos secundarios serios o prolongados. Cuando la progesterona se administra desde el momento de la ovulación, sostiene el embarazo; en algunos casos, cuando se administra desde antes y en la potencia adecuada, puede impedirlo. (Aparentemente la clave está en la oportunidad del tratamiento, lo que tiene sus bemoles, tomando en cuenta las variaciones del ciclo y las reacciones de cada quién.) Es urgente estudiar más esto. Sin embargo, hay cierto desacuerdo en cuanto a la aplicación de progesterona natural para la anticoncepción, y exactamente qué cantidad garantiza la "seguridad". *Por ello, el análisis que sigue no debe tomarse como una recomendación,* sino sólo como un punto de partida para efectuar más investigaciones.

Cuando se pregunta al doctor John Lee si la progesterona tiene acción anticonceptiva en la mujer premenopáusica, él replica que utiliza la crema de progesterona sobre todo para establecer los niveles fisiológicos normales. En el mercado se encuentran cremas con diferentes potencias. Probablemente algunas son tan suaves que carecen de efecto anticonceptivo, en tanto que posiblemente otras pueden impedir que algunas mujeres ovulen.

El doctor Lee recomienda que cuando una mujer quiera tener un bebé, espere hasta el día 12 o 14 para empezar con la progesterona. Esto evita cualquier interferencia inadvertida con la ovulación. Si la mujer no desea concebir y tiene una importante deficiencia de progesterona que requiera algunos días de tratamiento extra cada mes, a veces aconseja que recurra a la progesterona desde el día octavo o décimo.

El doctor Lee nos dice: "Cuando se proporciona suficiente progesterona natural antes de la ovulación, ninguno de los ovarios produce un huevo. Esta inhibición de la ovulación es el mecanismo anticonceptivo original de la progestina... De la misma manera, los niveles altos de estriol y de progesterona durante el embarazo inhiben la actividad del ovario durante nueve meses. Por ello, al añadir progesterona natural desde el día diez hasta el día 26 del ciclo, se suprimen la hormona luteinizante y, desde luego, sus efectos.

La razón para tomar altos niveles de progesterona antes de la ovulación es que, en el momento de la ovulación, cuando el folículo se convierte en lúteo y empieza a producir progesterona en cantidades estratosféricas, el otro ovario advierte este exceso de progesterona y de inmediato detiene su proceso de ovulación. En circunstancias normales, la hormona que estimula al folículo estimula también a los dos ovarios durante la primera mitad del mes, y éstos empiezan a formar un huevo. Cuando uno de ellos ovula y empieza a producir hormonas, es la señal para que el otro pare. Si los dos ovarios ovularan, tendríamos gemelos con mucha frecuencia, porque el esperma puede entrar a las dos trompas de falopio. Sin embargo, sólo nacen gemelos una vez de cada 300 partos, lo que significa que el resto del tiempo un ovario ovula con suficiente anticipación para que el otro ovario pare. Esa es la base de las píldoras anticonceptivas. Las dosis muy altas detienen la ovulación, pero se sabe que el mecanismo anticonceptivo más importante de las progestinas sintéticas es que incluso en dosis bajas ocupan receptores de progesterona en el endometrio e impiden la implantación del huevo fertilizado.

La doctora Lita Lee también cree que la progesterona natural es un "anticonceptivo natural" que puede impedir el embarazo sin efectos indeseados. No obstante, debo hablar de una conversación que tuve con el farmacéutico Wallace Simons, presidente de Women's International Pharmacy, sobre el control de la natalidad (o, para usar su terminología, el "control de la ovulación"). Refiriéndose a la afirmación de la doctora Katharina Dalton, de que una mujer no concibe si usa progesterona natural desde el octavo día hasta el fin de su ciclo, señaló: *No estén tan seguros*. Sé de tres casos en que esto no funcionó, y hay tres hermosos bebés que lo comprueban". (El doctor Lee nos informa que la doctora Dalton recomienda dosis mucho mayores que la mayoría de los médicos).

Wallace Simons añadió: "Conocemos mujeres que toman píldoras de progesterona sintética para el control de la natalidad y de ninguna manera dejan esta protección, aunque desean usar la progesterona natural para sus SPM, y especialmente para evitar los efectos no deseados de las píldoras anticonceptivas. Al principio les dijimos: *Disculpen, primero tienen que dejar de tomar los progestogenes*". Pero recibían tantas solicitudes de esta combinación que finalmente empezaron a recomendar la progesterona natural junto con la sintética después de la décima píldora del paquete, durante la segunda mitad del ciclo menstrual, y funcionó de maravilla.

De manera que aunque las células receptoras se hayan bloqueado con hormonas sintéticas, así sea parcialmente, el cuerpo utiliza de algún modo la progesterona natural para evitar cualquier malestar. Le pregunté a Simons si había alguna manera de que uno pudiera usar sólo progesterona natural para controlar la ovulación. Y me replicó: "No, y tengo una nieta de dos años como prueba de ello. No podemos decir que sea un anticonceptivo".

Así pues, los expertos parecen estar de acuerdo esencialmente en el principio. Lo que puede ser peligroso es la aplicación. Para mayor seguridad, es prudente combinar la progesterona natural para el control de la ovulación con un método de control natal. En cuanto a la anticoncepción quirúrgica, muy pocas mujeres están enteradas de la advertencia de la doctora Dalton: "La esterilización debe evitarse, pues puede bajar el nivel de progesterona en la sangre y agudizar el SPM".

LA FERTILIDAD: CÓMO LLEVAR
A BUEN TÉRMINO EL EMBARAZO

En las terapias para la fertilidad, cada vez son más los médicos que le prescriben sustancias naturales a las mujeres. Sería prudente que trate de localizar cerca de su área un médico que colabore con usted y comprenda sus necesidades en cuanto a la terapia de reemplazo hormonal natural*. En cuanto a la progesterona natural para el embarazo, si bien esta hormona a veces, en condiciones ideales, funciona como anticonceptivo, también se emplea en algunas clínicas para la fertilidad.

El doctor Jerome Check, especialista en esterilidad y profesor de obstetricia y ginecología en la Universidad Thomas Jefferson y en la Universidad de Hahnemann, dice que "con demasiada frecuencia, los médicos tratan el problema de la esterilidad con medicamentos

---

* En el Apéndice F se encuentra información para su médico.

fuertes o incluso con cirugía, sin antes verificar los niveles de progesterona... Pero la terapia de progesterona le ha permitido a muchas mujeres embarazarse y dar a luz. Sólo se debe pensar en los procedimientos más drásticos después de aplicar este tratamiento".

Para una mujer que trata de embarazarse es esencial que tenga una cantidad adecuada de progesterona que le prepare la pared uterina para recibir el huevo fertilizado. Sin la progesterona necesaria, el huevo es arrojado. El tratamiento con progesterona también puede inducir la fertilidad cuando hay disfunción ovulatoria (lo más común es un defecto de la fase lutéica). El doctor Check informa sobre un estudio que se efectuó a 50 mujeres que habían sido estériles cuando menos durante año y medio. El 70% de estas mujeres concibió en un plazo de seis meses exclusivamente con terapia de progesterona. Este grupo se describe en "Eficacia de la progesterona para un embarazo con éxito":

> Cinco pacientes tenían antecedentes de abortos espontáneos; todas las demás padecían esterilidad primaria. Sus edades iban de los 18 a los 39 años; el promedio era de 31. El promedio de esterilidad de las pacientes que concibieron era de 2.8 años; el de todo el grupo, de 2.7 años.

De esta información se desprende que la terapia con progesterona natural no presenta riesgos para las pacientes y es probable que beneficie a las que desean concebir. Otros informes indican que, sin tratamiento con progesterona, las mujeres con defecto de la fase lutéica corren un alto riesgo de abortos espontáneos. Se ha descubierto que la progesterona es importante para mantener el embarazo durante los primeros meses.

Se han publicado varios estudios más sobre el papel del estriol en la cura de la esterilidad. Las pruebas clínicas han mostrado que tomar diariamente de 1 a 2 mg de estriol, en los días seis a 15 del ciclo, es suficiente para aumentar la fertilidad en la mayoría de los casos.

Pueden tomarse dosis diarias de hasta 8 mg de estriol sin afectar negativamente la duración del ciclo. El estriol mejora la fertilidad al mejorar la calidad y cantidad de la mucosa cervical. En un estudio efectuado a diez mujeres estériles, el 40% de ellas se embarazó después de usar estriol. Como siempre, se recomienda agregar progesterona en cualquier tratamiento con estriol. (Véanse los pormenores en el capítulo 2).

Usted puede aprender a registrar sus momentos de mayor fertilidad en el mes tomándose la temperatura corporal basal, así como los cambios de su saliva y su mucosa cervical. Al hacer una gráfica con sus registros, conocerá su propio patrón de ovulación. Esta información será valiosa para usted, ya sea que trate de embarazarse o de evitar el embarazo.

Si se toma la temperatura todas las mañanas antes de levantarse, observará que primero baja, y luego sube cuando se acerca el momento de ovular. De la misma manera, su fluido vaginal será más húmedo y copioso en este momento, y tendrá la consistencia y el color de la clara del huevo.

Por último, cuando se seca la saliva, forma un patrón cristalino muy particular a mitad del mes, durante un periodo de siete a diez días. Durante la ovulación también pueden aparecer manchas, presentarse punzadas abdominales, o haber sensibilidad en los pechos.

Light on Earth Products proporciona un microscopio para la casa, a fin de que usted pueda descubrir cuál es su patrón de fertilidad. Éste es un auxiliar excelente para que usted misma se haga la prueba de saliva o de la mucosa cervical. Las lentes señalan exactamente el periodo fértil, identifican el desequilibrio hormonal relacionado con la esterilidad, y verifican si hay ovulación durante la lactancia y la premenopausia. Junto con el microscopio vienen una tabla para que usted haga un gráfico sus registros y un folleto con instrucciones, que la ponen sobre aviso de los problemas que pueden presentarse, como por ejemplo los abortos.

Body Wisdom: My body fertility awareness system, tiene un equipo para supervisar la fertilidad, un video de 35 minutos, un termómetro basal, un folleto con una tabla para hacer los registros, y un microscopio de bolsillo para detectar el estrógeno alto.

EL EMBARAZO Y LA PROGESTERONA

En un estudio del que se informó en el *British Journal of Psychiatry* se observó que, al proporcionar progesterona desde el segundo trimestre del embarazo para aliviar los síntomas de toxemia, se recibían beneficios insospechados: "Se logró una mejoría importante en el desempeño escolar de los niños [cuyas madres] recibieron progesterona antes de la 16ª semana", después de la concepción. Después de dar a luz, sus madres les dieron el pecho con mucho éxito. Así se resumen las observaciones referentes a los niños cuyas madres recibieron progesterona:

> Comparados con sus controles, fueron más los niños "de progeste-rona" a los que se les dio el pecho hasta los seis meses, más los que podían pararse y caminar al año, y a los 9 o 10 años de edad, estos niños sacaban mucho mejores calificaciones en temas académicos, razonamiento verbal, lenguaje, aritmética [y] artes manuales, pero sólo obtuvieron calificaciones promedio en educación física.

La doctora Katharina Dalton, que dirigió estos estudios, descu-brió antes que nadie, mediante su experiencia personal, los asom-brosos beneficios de la progesterona, cuando observó que sus mi-grañas menstruales desaparecían durante los últimos seis meses de su embarazo. Supuso que esto podía deberse a los niveles altos de progesterona que su cuerpo producía entonces. Probó la progeste-rona en otras mujeres, cuyas jaquecas y otros síntomas también desaparecieron rápidamente. Observando que si los síntomas que normalmente se relacionan con el SPM regresan en cualquier fase del embarazo, estaba indicada la continuación del tratamiento con progesterona, aconseja: "Sería prudente proporcionar progesterona profiláctica durante el embarazo".

La doctora Dalton está entre los científicos y médicos que descubrieron que la progesterona natural

- evita los abortos naturales
- aumenta el sentimiento de bienestar de la madre
- aumenta el CI del niño y
- produce niños más tranquilos, que sufren menos cólicos.

A fin de proteger al feto, el cuerpo secreta de diez a 15 veces más progesterona durante el embarazo que en otros momentos. El doctor Lee nos dice que la placenta pasa a ser la fuente más importante de progesterona, pues produce de 300 a 400 mg diarios durante el tercer trimestre. ¡Qué gran protección tenemos durante el embarazo con esta hormona, y sin efectos indeseables y peligrosos!

La doctora Dalton dice que las náuseas matutinas "son la señal de que la progesterona del ovario es insuficiente y que la placenta no secreta la necesaria", y señala que al proporcionar a la embarazada progesterona extra se alivian sus síntomas. De la misma manera, en los archivos médicos de 1952 se encuentra un estudio efectuado a 70 embarazadas que padecían náusea y vómitos. Una vez que recibieron suplementos de vitaminas B_6, C y K, desaparecieron completamente los síntomas del 91% de ellas. El doctor Alan Gaby declara: "Si bien se informó de este estudio en *American Journal of Obstetrics and Gynecology*, muy pocos obstetras saben de él". También muchos herbolarios han descubierto que el jengibre y el clavo son remedios eficaces y seguros.

La bióloga Margie Profet, de Seattle, ha propuesto la teoría de que las náuseas matutinas son una manera de proteger al feto durante su primera fase de desarrollo, que es la más vulnerable. La dieta de los primeros humanos muchas veces incluía cantidades apreciables de plantas silvestres que contenían fuertes toxinas como parte de su

sistema de defensas. La mujer adulta puede haber adquirido tolerancia a estas toxinas, pero al mismo tiempo pueden haber sido peligrosas para el feto. De esta manera, es interesante postular que las
náuseas durante el principio del embarazo impiden que una mujer
coma demasiado. De esta manera, no ingeriría (o retendría) venenos
y en consecuencia no los transmitiría al feto en desarrollo. Esto puede
haber provocado las "náuseas matutinas" como adaptación protectora,
provocada por los cambios hormonales durante el embarazo.

El doctor Ray Peat agrega: "Ya que se ha descubierto que la
progesterona natural reduce la incidencia de defectos de nacimiento,
parece razonable que las mujeres se aseguren de que tienen la
progesterona normal antes de embarazarse".

ABORTOS ESPONTÁNEOS

Cuando una mujer aborta espontáneamente cuatro o cinco veces
durante las primeras seis o siete semanas de embarazo, se debe a un
defecto de la fase lutéica, según el doctor John Lee. La progesterona
es necesaria para prevenir el rechazo del embrión y facilitar el
arraigo del feto en formación, pero puede que el folículo no reac-
cione suficientemente al huevo. Esta es la recomendación del doctor
Lee: "Espere hasta ovular; entonces, entre cuatro y seis días después
de la posible concepción, hágase una prueba de sangre para ver si
está embarazada. Si lo está, empiece a tomar progesterona; así
aumentarán sus probabilidades de tener un bebé sano". Las pruebas
de sangre para la detección del embarazo suelen ser positivas dentro
de las 72 horas de la concepción, en tanto que las de orina normalmente sólo son positivas dos semanas después de la concepción.

Uno de los notables hallazgos del doctor Lee es que las dosis altas
de progesterona provocan la supresión de las defensas en el útero.
Esto es importante porque cuando ocurre la concepción, la mitad
de los cromosomas del bebé proceden de la madre y la otra mitad
del padre. Debido a la colaboración del padre, el DNA del tejido del

bebé es diferente del de la madre. Si los tejidos no armonizan, el tejido del bebé es rechazado. Si uno trata de hacer un injerto de piel o un trasplante de riñón o de corazón y el tejido no es igual, el cuerpo lo rechaza. Pero esto no sucede con el embarazo. ¿Porqué? Debido a la reacción de la progesterona en el útero. Esto no ocurre en ningún otro lugar del cuerpo, y por ello no se rechaza al bebé. Al proporcionar más progesterona después de la concepción, aumentan las probabilidades de que el bebé sobreviva.

Mirando esto mismo desde otra perspectiva, la doctora Lita Lee nos informa que "después de la concepción, la progesterona impide los abortos que se deben al exceso de estrógeno". Es interesante observar la congruencia de la investigación, como en el estudio del doctor Peat, que indica que "La progesterona muchas veces corrige la toxemia del embarazo y la tendencia a los abortos o partos prematuros. Mi investigación estableció que el exceso de estrógeno sofoca al embrión y lo mata, y que la progesterona protege al embrión al favorecer la oxigenación y la producción de glucosa. Sin embargo, no encontró eco en las publicaciones científicas, que reciben fondos de la industria farmacéutica, y esto influye en ellas".

Es un hecho que cuando una embarazada produce demasiado estrógeno, su embrión puede sofocarse (hipoxia). La doctora Lita Lee advierte que, durante la novena semana de embarazo, una mujer puede perder a su bebé si "produce mucho estrógeno o consume carne, aves y productos lácteos comerciales que contengan estrógeno sintético". Y agrega que por otro lado se sabe que la progesterona natural "protege de los efectos tóxicos del exceso de estrógeno, incluyendo el aborto. Si durante el embarazo le prescriben hormonas, asegúrese de que no son progestinas sintéticas ni estrógenos, sino productos micronizados naturales. Sabemos que las hormonas artificiales pueden ser peligrosas para el feto durante el embarazo".

El doctor Lee hace hincapié en que los productos sintéticos no pueden ser "excretados eficazmente por nuestros mecanismos enzimáticos normales. A pesar de la publicidad que se hace a las hormonas sintéticas, no equivalen a las hormonas naturales". Entre sus efectos secundarios están la fatiga, el aumento de colesterol, las palpitaciones cardiacas, las jaquecas, la depresión, los trastornos emocionales, el aumento de peso y la inflamación.

LA MATERNIDAD Y LA DEPRESIÓN POSTPARTO

Después de que nace el bebé, la madre puede tener síntomas que no puede controlar, y los médicos alópatas no piensan en los suplementos de progesterona natural como una posibilidad terapéutica. Sin embargo, si usted padece depresión o insomnio, si descubre que quiere dormir todo el tiempo, o tiene cambios de humor, o cualquiera de las señales que mencionamos en el capítulo introductorio de este libro, medítelo bien y haga que su médico le ordene una prueba de deficiencia de progesterona.

Esta deficiencia puede ser la culpable de que sufra de ansiedad o tristeza después del nacimiento de su bebé. Muchas mujeres creen que para la depresión postparto deben consumir medicamentos o recurrir a un grupo de apoyo. Sin embargo, el paso preventivo de tomar progesterona natural inmediatamente después de dar a luz puede reducir la necesidad de estas medidas. La doctora Dalton explica por qué:

> Al nacer el bebé, también se arroja la placenta [que produce progesterona], con lo que los niveles de esta hormona se alteran súbitamente. La nueva madre debe ajustarse de pronto a la ausencia total de progesterona tras nueve meses de haberla producido continua y abundantemente. Para algunas mujeres es difícil tolerar esta alteración del nivel de progesterona, y reaccionan con la depresión postparto.

Es muy posible que el suplemento temporal de progesterona prevenga la ansiedad y los incómodos problemas físicos, como indica la doctora Dalton en *Guide to progesterone for Postnatal Depression:*

> Lo mejor es administrar progesterona... al terminar el parto, para que no haya depresión postparto... La progesterona favorece la lactancia... La terapia con progesterona puede combinarse con los medicamentos normales de la paciente, ya sean antidepresores, tranquilizantes, betabloqueadores, anticonvulsores o de cualquier otro tipo. Cuando los síntomas disminuyen, se pueden reducir gradualmente los demás medicamentos.

La doctora Dalton prosigue con esta advertencia respecto de la prescripción de píldoras sintéticas para el control de la natalidad: "Los progestogenes... son sustitutos orales de la progesterona elaborados por el hombre; se encuentran en todos los anticonceptivos orales y se sabe que bajan el nivel de progesterona en la sangre. Por lo tanto, no deben prescribirse anticonceptivos orales a ninguna mujer que corra el riesgo de sufrir depresión postnatal, o que ya la padezca".

LAS MADRES QUE AMAMANTAN

Muchas mujeres se unen a la Liga de la Leche, que es un grupo de apoyo que ayuda a las mujeres que desean darle el pecho a sus bebés, así obtienen información para mantener saludables a sus bebés y adquieren seguridad en ellas mismas. Sin embargo, pocas veces se les informa que, en exceso, "los estrógenos pueden reducir su producción de leche", como se informa en *The pill book*. Una de las razones por la que muchas mujeres se desaniman y dejan de dar el pecho es su frustración por no producir suficiente leche. La doctora Dalton menciona amplios estudios que relacionan el desarrollo de las mamas con la cantidad de progesterona recetada a las madres durante el embarazo. Se encontró que las mujeres a las que se había dado progesterona natural podían seguir dándole el pecho a sus bebés por lo menos durante seis meses. Además, la posibilidad de éxito durante la lactancia estaba relacionada con la dosis de progesterona administrada. (Para las madres que no pueden dar el pecho por la razón que sea, véase información sobre las fórmulas sanas en el capítulo 6 y el Apéndice C).

ÚLTIMAS REFLEXIONES

Cuanto mejor me empezaba a sentir, mayor era mi deseo de aprender por qué y de hacer partícipe de mis descubrimientos a quien deseara escucharme. Cuanto más leo, más me emociona formar parte de una generación que hace tales progresos en la comprensión del impacto de la medicina natural. Me doy cuenta de que si hacemos correr la voz sobre los potentes y maravillosos dones de la naturaleza, tal vez otras personas se beneficien física, mental e incluso espiritualmente de la libertad de elección que acabamos de descubrir.

CAPÍTULO 4

¿PODEMOS SORTEAR LA OSTEOPOROSIS?

Hay algo más fuerte que todos los ejércitos del mundo,
y es la idea cuyo momento ha llegado.

Víctor Hugo

Para mí fue incómoda la revelación de que la osteoporosis puede empezar 15 años antes de los primeros signos de la menopausia, y con frecuencia a la mitad de la treintena. La mayoría de las mujeres que llegan a la postmenopausia sufren esta enfermedad, lo que ha hecho que sea el padecimiento óseo metabólico más frecuente del país.

La pérdida gradual de hueso, tal vez 1% cada año al principio, se acelera del 3% al 5% durante la menopausia, y posteriormete disminuye al 1% a 1.5%. Esta relación entre la pérdida acelerada del hueso y la menopausia, que fue reconocida por primera vez hace más de 50 años, ha hecho que los médicos prescriban suplementos de estrógeno durante la menopausia, para impedirlo. Desdichadamente, este tratamiento provoca importantes efectos secundarios cuando no se equilibra con suplementos de progesterona natural. Estos efectos colaterales constituyen una lista larga, que va desde el aumento de la coagulación de la sangre y la retención de líquidos hasta la disfunción del hígado y un mayor riesgo de cáncer del endometrio y del pecho.

Como si esto fuera poco, también resulta que esta terapia con estrógeno en realidad no hace mucho bien. A pesar de todo, la medicina alópata sigue apoyándola, considerando que es la más eficaz. En los textos médicos hay amplios testimonios de que, en el mejor de los casos, tiene un valor limitado durante la menopausia. Sin embargo, de acuerdo con la doctora Sandra Cabot, "cuando se interrumpe el suministro de estrógeno se vuelve a perder calcio". De manera que necesitamos examinar mucho más a fondo este socorrido tratamiento.

El doctor John Lee considera que la pérdida ósea progresiva se debe a los niveles decrecientes de progesterona causados por la ausencia de ovulación en algunos ciclos menstruales, ya que la progesterona se produce principalmente durante el proceso de ovulación. Normalmente, los ovarios de las mujeres que no están embarazadas y que ovulan producen de 20 a 40 mg de progesterona diariamente durante la segunda mitad del ciclo menstrual. Durante el embarazo, la placenta es la principal productora de progesterona; en los últimos tres meses del embarazo produce de 300 a 400 mg diarios. Cuando no se producen naturalmente estos niveles, pueden presentarse varios problemas. A pesar de que el estrógeno ayuda a frenar la pérdida de hueso, puede decirse que la progesterona es proactiva, ya que fomenta el crecimiento óseo al estimular las células osteoblásticas.

LA IMPORTANCIA DE LA OVULACIÓN

El inicio de los periodos irregulares indica que los niveles de progesterona van siendo menores que los de estrógeno. Cuando entramos en la menopausia (esto es, cuando dejamos de ovular) ya casi no tenemos progesterona en la sangre. Es razonable preguntar por qué algunas mujeres tienen esta experiencia antes que otras. Los investigadores dicen que la tensión, las lesiones, la mala dieta, la falta de ejercicio y los traumas intervienen en este espaciamiento de la ovulación, que luego desemboca en la menopausia.

El doctor John Lee añade a estos factores el daño que causan a los ovarios los muchos químicos estrogénicos elaborados por el hombre, y que se encuentran en el ambiente (véase el capítulo 5). Esta exposición del feto que se encuentra en el vientre o del bebé al principio de su vida puede dañar los folículos del ovario, al grado de que en la vida adulta no puedan producir toda la progesterona que debieran. La disfunción de los folículos inducida por los llamados xenoestrógenos bien puede ser la causa primaria de la deficiencia de progesterona que con frecuencia se presenta 15 o más años antes de la verdadera menopausia.

Además, como informa ampliamente la prensa hoy, el cuidado general que se da al cuerpo puede contribuir a la pérdida prematura de hueso. Este riesgo aumenta con el tabaquismo y el consumo excesivo de alcohol, cafeína, refrescos de soda y proteínas de carne, así como con el empleo de algunos medicamentos antiinflamatorios, antiespasmódicos o para el reemplazo de la hormona tiroides. Hay otros factores que no pueden evitarse: ser delgada, tener huesos pequeños y ser de raza blanca eleva el riesgo de osteoporosis.

En Estados Unidos hay aproximadamente 24 millones de personas afectadas por la osteoporosis, con un costo médico de más de diez mil millones de dólares y 1.5 millones de fracturas cuyo desenlace es la incapacidad, el deterioro y, en muchos casos, la muerte. En la actualidad, el número anual de fracturas que se deben a la osteoporosis sigue creciendo, ya que ha aumentado drásticamente nuestra exposición a diferentes fuentes de estrógeno. Pero, como dice el doctor Robert Lindsay: "El problema es que nadie siente que está perdiendo hueso hasta que es demasiado tarde... La osteoporosis carece de síntomas hasta que se vuelve enfermedad". Según la doctora Patricia Allen, cuando "empieza a acelerarse la pérdida de hueso, empiezan a aumentar los riesgos de padecer cardiopatías de las coronarias [y] se atrofian los tejidos del pecho y de los genitales. Por ello, ahora la mayoría de los médicos cree que hay que tratar a la mujer que tiene síntomas menopáusicos antes de que deje reglar".

PARA TENER HUESOS SANOS:
SUPLEMENTOS DE PROGESTERONA (*NO* DE ESTRÓGENO)

La doctora Jerilynn C. Prior y sus colegas encontraron pruebas del posible papel de la progesterona en el combate de la osteoporosis, en un estudio efectuado a 66 premenopáusicas de entre 21 y 41 años de edad. Todas eran maratonistas que corrían largas distancias. Después de 12 meses se observó que:

> La densidad promedio del hueso de la columna disminuyó cerca del 2%... Sin embargo, las mujeres que tuvieron alteraciones en la ovulación durante el estudio perdieron el 4.2% de su masa ósea en un año. No hubo relación entre la cantidad de pérdida ósea y los niveles de estrógeno en el plasma; sin embargo, hubo una estrecha relación entre los indicadores de los niveles de progesterona y la pérdida ósea.

¡Ésta sí que es una noticia! Por otra parte, en *Medical Hypotheses* se afirma que el uso de progesterona natural no sólo es más seguro, sino menos caro que su versión sintética, Provera (medroxiprogesterona), y que la *"progesterona, no el estrógeno, es el factor que falta... para revertir la osteoporosis"*. Esta publicación continúa:

> No se descubrió que la presencia o la ausencia de suplementos de estrógeno tuviera algún efecto favorable para la osteoporosis... La deficiencia de progesterona, más que la de estrógeno, es un factor importante en la patogénesis de la osteoporosis menopáusica. Otros factores que favorecen la osteoporosis son el consumo excesivo de proteínas, la falta de ejercicio, el tabaquismo, y la falta de vitaminas A, D y C.

El doctor Majid Ali considera que el uso de estrógeno para prevenir la osteoporosis en realidad es bastante "frívolo". Podemos hacer mucho para prevenir la osteoporosis. Dados nuestros actuales conocimientos, es perentorio que las mujeres den los pasos necesarios para tener una vida más sana. Debemos tomarnos a pecho lo que la autora Gail Sheehy dice en *The Silent Passage: Menopause*:

> Casi la mitad de las personas mayores de 75 años tienen huesos porosos, causantes de muchos tipos de fracturas. La Fundación Nacional para la Osteoporosis informa que casi una tercera parte de las mujeres de 65 años o más sufren fracturas de la columna. Y una de cada cinco de las que se caen y se fracturan la cadera muere antes del año, normalmente debido a complicaciones postoperatorias.

Se calcula que actualmente ocurren el doble de fracturas serias que hace 30 años. ¿Cuánto tardaremos en captar la verdad del asunto, para que podamos ayudarnos y ayudar a la población que envejece? El doctor Alan Gaby dice que "Evidentemente hay algo que no está bien en la salud de nuestros huesos; algo por lo que los médicos no han podido hacer gran cosa. Para evitar la pérdida de huesos no se necesitan solamente suplementos de calcio, terapia de reemplazo de estrógeno y ejercicio".

Estos recordatorios sobre la pérdida de masa ósea conforme envejecemos me hacen pensar en mis propias reuniones familiares durante las festividades, cuando después de mucho tiempo nos reunimos los miembros de varias generaciones. Normalmente alguien exclama: "¡Cómo has crecido!" En nuestra familia alguien se para junto a mi mamá, y luego mi mamá se para junto a la abuela, y, por supuesto, hay un verdadero cambio, aunque en la dirección contraria. Uno de los nietos pregunta: "Un momento, abuela ¿no estarás encogiéndote?" Parece que estos cambios empiezan antes de lo que pensamos y son más desgarradores de lo que nos percatamos.

¿Podemos seguir tomando a la ligera este asunto? No, según el doctor Robert P. Heaney, profesor de medicina en la Escuela de Medicina de la Universidad Creighton, en Nebraska. Al comentar que la comunidad médica ha pasado por alto la importancia que tiene la progesterona en la osteoporosis, expresó su esperanza de que las investigaciones "la estimulen para que tome en serio el asunto". Es posible que declaraciones como la suya empiecen a reeducar a aquellos médicos que creen que saben cuanto hay que saber sobre este asunto vital.

Es un misterio que se preste tanta atención a la pérdida de estrógeno, haciendo hincapié en la hormona equivocada. En el *New England Journal of Medicine* del 14 de octubre de 1993 se explica que las mujeres que toman estrógeno durante cinco o diez años después de la menopausia, no están a salvo de sufrir una fractura de cadera posteriormente. ¿Por qué debemos esperar diez o 20 años para saber los resultados de los estudios que se están efectuando ahora? Ya nos han aconsejado varios expertos en medicina. Ha llegado la hora de que cambiemos el programa de reemplazo de estrógeno por un programa que se base en la terapia con progesterona natural.

Deberíamos preguntarnos por qué debemos usar una hormona que no le ha servido a las generaciones pasadas. Las referencias tradicionales a la pérdida de estrógeno, que con frecuencia son unilaterales, han creado un cúmulo de información errónea que ha sentenciado a muchas mujeres a la mala salud y a una zozobra innecesarias. Es una irresponsabilidad que el mundillo médico no esté llevando a cabo estudios de doble ciego, análisis para conocer la línea de referencia y seguimientos de la densidad mineral ósea con progesterona natural.

No obstante, debemos estar agradecidas con los médicos que han investigado en los archivos la verdad del asunto. Ahora contamos con testimonios fidedignos de que a pesar de que bajan los niveles de estrógeno, la pérdida ósea se acelera sólo cuando bajan los niveles de progesterona, y que los minerales de los huesos también pueden recuperarse con la terapia de progesterona natural. Con todo, el mensaje que reciben las mujeres de boca de sus médicos es que "el estrógeno es el factor con más fuerza para prevenir la pérdida ósea", creencia que se ha transmitido de generación en generación. Por fortuna, los estudios y libros publicados recientemente impugnan esta teoría médica y aclaran el asunto de la prevención de la osteoporosis.

Aquí viene a colación el libro del doctor Alan Gaby, *Preventing and reversing osteoporosis*, que me absorbió de tal manera que no podía cerrarlo, y lo mismo le sucederá a usted cuando se entere de que *la osteoporosis sí puede revertirse*. Mucho de lo que dice el doctor Gaby será benéfico para muchas mujeres y debe difundirse. El doctor advierte que el índice de osteoporosis está aumentando a pesar de las medidas preventivas que se toman, como los suplementos de calcio y el ejercicio, y a pesar de la terapia con estrógeno indicada por los médicos: "Por lo menos 1.2 millones de mujeres sufren facturas cada año como resultado de la osteoporosis. Parece que las fracturas van en aumento... y esto no puede explicarlo el envejecimiento de la población".

Esperemos que haya más médicos que abandonen la terapia con fármacos y descubran los remedios naturales que a la larga parecen más eficaces para estos problemas. El doctor Gaby, por ejemplo, que lleva 20 años realizando investigaciones médicas y 13 de práctica clínica, señala que muchos de los adelantos más importantes y de los tratamientos más eficaces han sido descubiertos y demostrados sin el auspicio de la comunidad médica tradicional.

El doctor John Lee comenta que la medicina moderna "persiste extrañamente en la terca creencia de que el estrógeno es el verdadero tratamiento de la osteoporosis para las mujeres". Por supuesto, es raro que los médicos piensen de esta manera, cuando textos médicos como *Harrison's principles of internal Medicine* (12ª edición, 1991), y *Cecil's textbook of Medicine* (18ª edición, 1988) no respaldan esta teoría. El doctor Lee cita también el *Scientific American Medicine* de 1991:

"Los estrógenos disminuyen la disolución de los huesos, pero al mismo tiempo disminuyen la renovación del hueso. Por lo tanto, no cabe esperar que los estrógenos aumenten la masa ósea. Los

autores analizan también los efectos secundarios del estrógeno, incluyendo el riesgo de cáncer del endometrio, que "se sextuplica en las
mujeres que reciben terapia de estrógeno hasta durante cinco años; en
quienes la reciben por más tiempo, el riesgo aumenta hasta 15 veces".

CREMA DE PROGESTERONA
PARA PACIENTES CON OSTEOPOROSIS

Hay muchas formas y maneras de recibir progesterona natural. El
doctor Lee, que observó atentamente a sus pacientes en el transcurso
de 15 años, y demostró la eficacia de la crema transdérmica de
progesterona, propone este método transdérmico. Su trabajo confirmó que la crema es segura y que beneficia notablemente a las
pacientes osteoporóticas con antecedentes de cáncer en el útero o
en el pecho, a las diabéticas, y a las que padecen cardiopatías
vasculares y otras afecciones.

El doctor Lee esperaba que la progesterona fortaleciera los huesos
de sus pacientes y así fue, para su sorpresa. Los análisis de densidad
mineral ósea mostraron una mejoría progresiva, y el número de sus
pacientes que sufrían fracturas osteoporóticas bajó casi a cero.

Al doctor Lee le asombra "la renuencia de la medicina contem-
poránea a adoptar el uso de la progesterona natural". Sin embargo,
tiene la impresión de que "la noticia se está difundiendo y se acerca
el cambio". En la publicación *Natural Solutions* expresa su verdadero desaliento porque sus colegas ortopedistas no aconsejan la crema
de progesterona a sus pacientes, "pero se la recetan a sus esposas".

El doctor Lee señala que "el acostumbrado tratamiento de la
osteoporosis con estrógeno, con o sin suplementos de calcio y
vitamina D, retrasa la pérdida de masa ósea, pero no la revierte". Su
investigación sobre el uso de la progesterona transdérmica en lugar
del reemplazo de estrógeno sintético demostró que la osteoporosis
cedió, aumentaron la fuerza músculoesquelética y la movilidad, y
no se presentó sangrado vaginal mensual". Lo más impresionante

fueron los resultados del análisis de densitometría del fotón dual, que mostró un aumento de la densidad mineral ósea del 10% y el 15%, incluso en mujeres que habían dejado atrás la menopausia 25 años antes.

Tras años de investigar el suplemento de progesterona por vía transdérmica, el doctor Lee observó en sus pacientes "un aumento progresivo de la densidad mineral ósea, y mejoría clínica definitiva, incluyendo la prevención de fracturas..." Su conclusión fue que "es una realidad clínica que la osteoporosis se puede revertir cuando se usa una forma natural de progesterona derivada del camote, la cual es segura, sencilla y barata". Por desgracia, cuando muchas de nosotras estamos listas para enfrentar el impacto de la osteoporosis, ésta ya nos ha causado daños considerables, pues carece de síntomas antes de que empiecen las fracturas. Si usted cree que después de pasar por las molestias de los bochornos y los sudores nocturnos puede vivir con los huesos quebradizos, más vale que lo piense dos veces.

Para mí es un enigma que los investigadores médicos de USA, que supuestamente están al día, sigan sin hacer caso de las evidencias de que la progesterona estimula la renovación del hueso mediante los osteoblastos, que son las células que lo conforman. Pensemos en todas esas mujeres que envejecen y que podrían beneficiarse con esta información, liberándose de los dolores innecesarios y de la incapacidad. Como observa Gail Sheehy, la osteoporosis "con frecuencia hace que las mujeres de edad sean frágiles, y que tiendan a caerse y quebrarse los huesos... Esto hace que para ellas sea incómodo incluso sentarse". Muchas osteoporóticas mueren de infecciones que son secuelas de la cirugía de cadera. Estas infecciones son las que exponen a la muerte a las víctimas de la osteoporosis, no la propia osteoporosis.

Al leer a este respecto volví a recordar la frágil condición de mi madre, pues los huesos de su cadera se debilitaron a tal grado que casi no podía dejar la silla. Cuanto más tiempo permanecía sentada en un lugar, más dolor sentía. No tardó en tener que desplazarse en una silla de ruedas, y en un lapso más corto todavía se refugió en una cama de hospital, en nuestra propia casa. Dimos gracias de que por lo menos no tuviera que internarse en un asilo, como tantas otras mujeres.

EL ANÁLISIS DE LA DENSIDAD MINERAL ÓSEA

Es de vital importancia establecer la densidad mineral ósea de referencia (DMOR) de las mujeres que pasan de los ciclos ovulatorios mensuales a la fase menopáusica, que anuncia el inicio de la aceleración de la pérdida ósea. Normalmente, el análisis más preciso y con menores radiaciones es la absorciometría de rayos X duales (ARED), que es del 98 al 99% exacto en los estudios de las vértebras lumbares y de las caderas. Otro análisis muy seguro es el de la absorciometría de fotón dual (AFD), que es de 95 a 98% exacto, y determina la densidad de los huesos mediante fotones (rayos de luz de alta densidad). Nunca está de más recalcar la importancia de estos análisis, ya que la osteoporosis es asintomática en sus primeras fases. Las mujeres pueden tiener un cuadro exacto de su DMOR, así como información de la eficacia de la terapia hormonal que están siguiendo, si se efectúan varios exámenes, con intervalos de varios años, desde que están entradas en la cuarentena (evaluación de la densidad de referencia) hasta que están entradas en los sesentas. (Véase por favor el capítulo 7, donde se indican otros diagnósticos).

Al doctor Lee le parecen muy útiles estos análisis. Una septuagenaria lo consultó debido a su avanzada osteoporosis y las fracturas por compresión de la columna:

> Anteriormente, la señora había evitado la terapia hormonal porque había tenido fibroquistes en el pecho antes de la menopausia. Con las aplicaciones de progesterona natural subió positivamente su densidad mineral ósea, desaparecieron sus dolores de espalda, y

volvió a practicar sus actividades normales: dar caminatas, remar, practicar la jardinería, y otras.

Las mujeres que recibieron los mejores resultados con los estudios de progesterona fueron las que parecían necesitarla más. En otras palabras, se administró progesterona a mujeres con diferentes niveles de pérdida ósea, independientemente de su edad (ya tuvieran 35 o 70 años), y las que inicialmente tenían menores densidades óseas tuvieron los mayores aumentos de masa ósea.

El doctor Lee nos previene para que no confiemos en el análisis del cabello con que supuestamente se diagnostica la osteoporosis en algunos laboratorios. La razón es que en este punto del proceso de disolución ósea, se registra naturalmente calcio alto, porque todo el calcio que se libera del hueso circula por el torrente sanguíneo y lo recogen los cabellos. Hay que tener cuidado cuando el laboratorio nos dice que tenemos un buen nivel de calcio y que no debemos preocuparnos por la osteoporosis; no debe medirse la osteoporosis con este examen, y hay que tomar magnesio y calcio extra.

¿CUÁNDO SE ES DEMASIADO VIEJA PARA TOMAR PROGESTERONA?

Se efectuó un estudio a cien pacientes cuyas edades iban de los 38 a los 83 años. Todas eran menopáusicas o postmenopáusicas. La mayoría ya había notado pérdida de altura debido a la fractura por compresión de las vértebras de la columna, causada por el adelgazamiento que sufren los huesos con la edad. El doctor Lee dice que ésta es "una señal inequívoca de osteoporosis". Varias de las pacientes también habían tenido fracturas en otros huesos, como las caderas o las costillas. En *Medical Hypotheses* leemos:

Dado que en Estados Unidos los seguros médicos no incluyen el pago de los análisis de densidad ósea de fotón dual (que cuestan aproximadamente 150 dólares)* sólo se efectuaron pruebas seriadas a 63 de las pacientes. De esta manera, el seguimiento de 37 de las pacientes sólo se pudo efectuar mediante los signos clínicos, es decir, la mejoría de los síntomas osteoporóticos y la menor incidencia de fracturas. De todos modos, los beneficios del programa de tratamiento fueron tan obvios para estas pacientes que no hubo ninguna resistencia de su parte. No se observaron efectos no deseados ni alteraciones negativas de los lípidos sanguíneos. A cada paciente se le efectuó un seguimiento de tres años cuando menos.

El informe declara que "se estabilizó la pérdida de altura" de las cien pacientes de este grupo y que se aliviaron los dolores que les causaba la osteoporosis. Entre los asombrosos descubrimientos del análisis para determinar la densidad ósea de las vértebras lumbares (AFD seriada) estuvieron (1) la reducción de la incidencia de fracturas y (2) el aumento de la densidad ósea. La mayoría de estas mujeres reaccionaron a una dosis de progesterona transdérmica de sólo 240 mg por mes o 10 mg diarios. Las 63 mujeres que recibieron progesterona natural tuvieron extraordinarios beneficios; en tres años, en lugar de perder el 4.5% de hueso, como se esperaba, su densidad ósea aumentó el 15.4%, independientemente de su edad. Este informe confirma que la mayor mejoría relativa la lograron las que al empezar tenían menor densidad ósea.

Además, el estudio refutó el mito de que para las mujeres mayores la osteoporosis es irreversible, o incluso más difícil de corregir. Por cierto, las sujetos de los análisis que tenían más de 70 años (la mayor tenía 83 años) tuvieron resultados algo mejores que las menores de 70 años, y reaccionaron a la terapia de progesterona con un aumento de densidad ósea promedio del 14.4% en un periodo de tres años, mientras que las menores de 70 años tuvieron un aumento del 14%.

---

* Ahora hay planes de seguro que cubren los análisis para detectar la osteoporosis. Por desgracia, algunos exigen que el médico certifique que uno padece deficiencia de estrógeno, sin tomar en cuenta los niveles de progesterona.

En *International Clinical Nutrition Review* pueden encontrarse muchos estudios parecidos, en los cuales se observó el fortalecimiento del esqueleto, y además las pacientes dejaron de quejarse de irritación gástrica, coyunturas tiesas, cambios de humor y jaquecas. El uso de la progesterona natural ha resultado seguro, eficaz y sumamente económico: aproximadamente una décima de la misma dosis de medroxipreogestgerona (Provera), sin efectos secundarios.

Así pues, debemos reiterar el punto importante que el doctor Lee señala en la *International Clinical Nutrition Review:* la crema transdérmica de progesterona natural "es el eslabón perdido en la formación de huesos sanos de las postmenopáusicas". Respecto a la osteoporosis, declara: "Los análisis de densidad ósea y los resultados clínicos han demostrado la reversión. No puede decirse lo mismo de las terapias convencionales de la osteoporosis".

La conclusión de 12 informes es que uno de los principales factores en el desarrollo de la osteoporosis en las menopáusicas es la deficiencia de progesterona, más que la de estrógeno. El doctor Lee tuvo los mejores resultados generales cuando sus pacientes combinaron el uso de progesterona natural con una nutrición óptima. Las mujeres "comían una dieta de pocas proteínas y muchas verduras, hacían ejercicio y tomaban suplementos vitamínicos". El doctor Lee sólo recomendó suplemento de estrógeno en forma de estriol cuando sus pacientes tuvieron bochornos, cistitis, o cuando su resequedad vaginal no cedía tras dos o tres meses de tratamiento con progesterona natural. (Véase el Apéndice A.)

El doctor Lee informa que "la edad no es la causa de la osteoporosis; los principales factores son la mala alimentación, la falta de ejercicio y la deficiencia de progesterona". Añade que la osteoporosis es más común en "las mujeres blancas de origen noreuropeo, relativamente delgadas" y en las fumadoras, las que no hacen ejercicio, las que tienen deficiencia de vitaminas A, D o C, calcio o magnesio, y en aquellas cuya dieta es más carnívora que vegetariana y que contiene pocos cereales enteros. El doctor Gaby confirma algunas de estas observaciones con numerosos estudios. Se encontró que el programa más amplio (que incluía una buena dieta, progesterona botánica y un amplio espectro de vitaminas y minerales) produjo en menos de un año un asombroso 11% de aumento del contenido mineral óseo en las postmenopáusicas. Con ninguno de los factores del tratamiento, aislado, se hubiera logrado nada parecido a esa mejoría, en tan corto plazo.

El doctor Jonathan V. Wright, experto en bioquímica nutritiva, aplaude al doctor Gaby por "no limitarse a la manía del calcio y aplicar un tratamiento holístico para lograr huesos sanos. [...] Lo que es bueno para los huesos es bueno para el corazón, para la piel, para los pechos, para el estómago y además es esencial para las generaciones futuras".

Necesitamos aceptar el consejo de estos expertos y poner en tela de juicio el verdadero resultado de la proteína extra que comemos. La doctora Serafina Corsello dice: "Un programa dietético con más de 30% de proteínas aumenta la excreción de calcio, porque el metabolismo de las proteínas acidifica el cuerpo, que entonces trata de lograr un equilibrio alcalino excretando calcio".

LAS PROTEÍNAS CÁRNICAS, LOS FOSFATOS Y LA PÉRDIDA DE HUESO

Tanto los cálculos renales como la insuficiencia renal indican que la acidosis puede estar debilitando silenciosamente nuestros huesos. En la revista *Health Science* nos enteramos de que quienes comen carne padecen mucha más osteoporosis que los vegetarianos, y que los vegetarianos ingieren menos calcio. La conclusión de esta investigación es que la mejor prevención de la osteoporosis está en una dieta con relativamente pocas proteínas y abundantes frutas y verduras. Esto proporciona suficiente calcio sin necesidad de productos lácteos. ¿Creería usted que media taza de semillas de ajonjolí contiene 870 mg de calcio?

Según el doctor Joel Fuhrman, las proteínas de la carne también contienen gran cantidad de enlaces de disulfito, que "se oxidan al degradarse, creando sulfato e iones de hidrógeno que aumentan todavía más la carga de ácido en la sangre. A fin de neutralizar esta carga de ácido, el organismo utiliza el calcio de los huesos para obtener las sales alcalinas básicas... Además, la urea y otros productos de desecho del exceso de proteínas digeridas hacen que el riñón trabaje más y excrete más fluido, y con este exceso de trabajo se pierde más calcio". En estas condiciones, el riñón no puede reabsorber el calcio antes de que sea desechado, con la consecuencia de que éste se pierda por la orina.

El doctor Fuhrman advierte que la pérdida de calcio es estimulada de diferentes maneras. Por ejemplo, al fumar cigarrillos, la nicotina altera la comunicación de la hormona con los riñones, reduciendo la reabsorción del calcio.

También contribuyen a esta pérdida los antiácidos (que tienen aluminio), los diuréticos y los antibióticos. Y lo más importante son los refrescos de soda, que afectan tanto a jóvenes como a viejos. Antes de aplacar su sed, lea la etiqueta. Muchos refrescos de soda no sólo contienen cafeína, sino también sodio y ácido fosfórico, todos los cuales, y de diferentes maneras, contribuyen a la pérdida de hueso. Como informa el doctor Furhman en *Health Science:*

> Se ha demostrado que los fosfatos aumentan la liberación de hormonas paratiroides, que movilizan las reservas de calcio. El ácido fosfórico que se encuentra en las bebidas carbonatadas es particularmente nocivo, e induce mucha más excreción de calcio que el fósforo de los alimentos naturales.

Las personas que beben refrescos de soda olvidan que muchos contienen fosfato, que es un ingrediente peligroso. La mayoría de estas personas no sabe que el fosfato extrae insidiosamente el calcio de nuestros dientes y huesos. También se añaden fosfatos a los alimentos procesados, como por ejemplo los quesos y las carnes. Si quienes beben refrescos de soda comen además mucha carne (que es alta en fósforo), están agravando un problema que es serio de por sí. Este aspecto de la mala nutrición puede estar causando serios problemas degenerativos a miles de estadounidenses.

Entre los alimentos ricos en fosfatos están las carnes procesadas, el pavo, el jamón, las papas fritas y las galletas. El *Herb Quarterly* recomienda que evitemos también lo siguiente para prevenir la osteoporosis: productos lácteos, café, alcohol, sal y azúcar, y que "una dieta rica en verduras de hojas verde oscuro, nueces, semillas, tofu y melaza", ayuda a revertir la osteoporosis.

Según el *American Journal of Clinical Nutrition*, unos estudios en que participaron 1,600 mujeres revelaron que las que "siguieron una dieta vegetariana durante 20 años por lo menos tenían 18% menos minerales en los huesos a los 80 años, en tanto que las carnívoras tenían 35% menos". Otras estadísticas interesantes han aparecido en muchas revistas sobre nutrición, como ésta del Centro para la Salud de la Mujer del Centro Médico Presbiteranio de Columbia, de Nueva York: las dietas bajas en grasa y el mayor consumo de verduras se asocian con menos afecciones femeninas identificadas con el SPM y la menopausia.

EL MITO DEL CALCIO

Los médicos le dicen a muchas estadounidenses que una de las maneras más eficaces y baratas de completar su ingesta de calcio para prevenir la osteoporosis es que consuman medicamentos antiácidos comunes y corrientes (como los Tums), que contienen principalmente carbonato de calcio, el cual es barato pero al mismo tiempo es una de las fórmulas que el cuerpo absorbe menos. Según John Mills, gerente de calidad total del Laboratorio Highland (Mt. Angel, Oregon), cuando el estómago no funciona normalmente, el carbonato de calcio del antiácido no permanece sin disolverse el tiempo suficiente para que el intestino lo absorba y vaya donde el cuerpo lo necesite (los huesos, los dientes y los músculos), sino que pasa por los intestinos sin ser asimilado, provocando estreñimiento.

En general, los antiácidos pueden aliviar temporalmente los síntomas digestivos, pero a la larga hacen más daño que bien, ya que algunos contienen "aluminio, silicón, azúcar y una larga lista de colorantes y preservativos, ninguno de los cuales nos ayuda, y muchos nos hacen daño", informa el doctor Lee, quien además advierte que, sin importar lo que diga el boticario o el médico, no tratemos de conseguir más calcio ingiriendo tabletas antiácidas, ya que sus efectos secundarios pueden ser muy superiores a cualquier beneficio que se reciba de su uso.

Hay otras medidas comunes y bien intencionadas que también son de dudoso efecto. El doctor John McDougall señala casos en los cuales las personas tomaron calcio sin comprender que se necesita algo más para poder absorberlo o desecharlo. El consumo de demasiadas proteínas puede provocar la excreción exagerada de calcio y poner en riesgo la reserva de calcio de nuestros huesos. "Los experimentos han demostrado que cuando los sujetos consumían 75 gramos de proteínas diariamente, incluso con una ingesta de 140 miligramos de calcio, perdían más calcio por la orina del que absorbían". (Más adelante hablaremos de una mejor forma de calcio que se aprovecha mejor.)

LOS REFORZADORES DE CALCIO

Los huesos no sólo dependen del calcio. El doctor Gaby lo explica detalladamente en su libro sobre la prevención de la osteoporosis:

> El magnesio es necesario para la mineralización normal de los huesos; el silicón, el manganeso y la vitamina C son esenciales para la buena formación de los cartílagos y otros elementos orgánicos del hueso; la vitamina K es necesaria para llevar el calcio a los huesos

e interviene en su formación y reparación; la vitamina D es necesaria para la absorción del calcio de la dieta; el zinc y el cobre intervienen en los mecanismos de reparación que supuestamente incluye la reparación de los huesos.

Los descubrimientos del doctor Gaby también indican que "el boro tiene mucho que ver con el metabolismo del calcio, del magnesio y de algunas hormonas". No es raro que se subestime la importancia del magnesio. El doctor Lee afirma que necesitamos magnesio junto con el calcio: "Si hay deficiencia de magnesio, es menos probable que el calcio se transforme en hueso y más probable que se calcifique en las inserciones de los tendones... provocando tendinitis, bursitis, artritis, y calcificaciones". Algunos aconsejan que, si se toman suplementos de calcio, se tome diariamente el doble de magnesio que de calcio (aproximadamente 800 mg de calcio y 1,500 mg de magnesio). El doctor Gaby afirma que el magnesio es un mineral olvidado y que por lo menos una proporción de 1 a 1 de magnesio y de calcio (si no de 2 a 1) produce huesos más fuertes y rectifica los depósitos de calcio.

El doctor Guy Abraham, ginecólogo de Torrance, California, también invirtió la fórmula del calcio y el magnesio en un estudio efectuado a 26 menopáusicas, a las que les dieron suplementos diarios de 600 mg de magnesio (óxido) y 500 mg de calcio (citrato), vitaminas C y D, complejo B, zinc, cobre, manganeso y boro, y una dieta baja en proteínas. Después de 8 o 9 meses con estas cantidades más altas de magnesio, la densidad mineral de los huesos aumentó un 11%.

Mientras más estudios encontramos, más nos damos cuenta que el calcio tomado solo puede provocar graves problemas. El doctor Morton Walker afirma, en *The Chelation Way*, que para que el calcio se metabolice adecuadamente debe haber cantidades adecuadas de magnesio, fósforo y vitaminas D (la vitamina solar), C y A. El doctor explica que cuando el calcio se absorbe adecuadamente, es el se metabolice adecuadamente debe haber cantidades adecuadas de magnesio, fósforo y vitaminas D (la vitamina solar), C y A. El doctor explica que cuando el calcio se absorbe adecuadamente, es el nutriente que "ayuda a controlar los calambres de las piernas y los pies". Para prevenir los huesos quebradizos, el doctor Carlton Fredricks recomienda aceite de hígado de bacalao, por su vitamina D. (Por su parte, el doctor Ray Peat agrega que el aceite de hígado de bacalao a veces aumenta nuestra necesidad de vitamina E.) También la proteína de soya puede ayudar a tener huesos sanos, debido a los isoflavonoides que contienen los frijoles de soya. (Véase el capítulo 6.)

Refiriéndose a un estudio que aparece en *Acta Endocrinológica*, el doctor Gaby comenta que el zinc es un mineral que "promueve las acciones bioquímicas de la vitamina D, e interviene en la absorción del calcio y la prevención de la osteoporosis. Debido a su papel esencial en el ADN y la síntesis de las proteínas, el zinc se requiere para la formación de osteoblastos y osteoclastos, así como para la síntesis de las diferentes proteínas que se encuentran en el tejido óseo". En otra investigación, publicada en *Acta Medica Scandinavica*, el doctor Gaby informa que "se encontraron niveles bajos de zinc en el plasma y en los huesos de personas ancianas con osteoporosis..." Los tipos de zinc que se absorbieron con más eficacia fueron "el picolinato, el citrato y el quelato de zinc".

El doctor Lee agrega que "el zinc es esencial como cocatalizador de las enzimas que convierten el betacaroteno de las células en vitamina A. Esto es especialmente importante para formar la matriz del colágeno de los cartílagos y los huesos. Como el magnesio, el zinc es uno de los minerales que se pierden al "refinar" los cereales. El resultado es que la dieta típica de los estadounidenses es deficiente en zinc, por lo que se recomiendan pequeños suplementos (15 a 30mg diarios).

Otros nutrientes que tienen una función importante en la absorción del calcio son el sílice y la pectina. La pectina, que se encuentra en la piel de las manzanas, en los cítricos, la col y la familia de los brócolis, y en muchas otras frutas y verduras, lleva las moléculas de calcio al intestino grueso para que el cuerpo las absorba lentamente (y para neutralizar las toxinas que pueden ser cancerosas). Los doctores Cedric y Frank Garland, autores de *The Calcium Connection,* también subrayan la importancia de beber mucha agua para disolver y absorber tanto el calcio de la dieta como el que se toma como suplemento.

Respecto del calcio y las hormonas, Gail Sheehy señala que no basta con tomar calcio, y que tampoco el ejercicio *solo* previene la pérdida de hueso. Se ha demostrado que la masa ósea aumenta, y el insomnio y los bochornos disminuyen con la combinación de ejercicio con pesas, buena dieta, una cantidad adecuada de calcio (véase "Conceptos erróneos sobre el calcio y la dieta", en este mismo capítulo) y una terapia de hormonas naturales. Gail Sheehy cita un estudio efectuado en los Países Bajos, y también señala que "se ha descubierto que la vitamina K disminuye hasta en un 50% la pérdida exagerada de calcio que sufren las menopáusicas... Las verduras de hojas color verde oscuro, como el brócoli y las coles de Bruselas, son fuente de vitamina K".

De manera que debemos pensarlo dos veces cuando un "profesional" nos recete suplementos de calcio solo, y además debemos ponderar las palabras de la doctora Nancy Appleton, famosa escritora y asesora en nutrición, que nos pone sobre aviso de los posibles aspectos dañinos de los suplementos de calcio: "El exceso de calcio se redistribuye en el cuerpo, y con frecuencia se deposita en los tejidos blandos, causando artritis, arterioesclerosis, glaucoma, piedras en el riñón y otros problemas".

Ruth Sackman dice en *Cancer Forum* que: "Los suplementos fragmentados [por ejemplo, el calcio separado de otros elementos naturales de los alimentos] pueden provocar precisamente la defise encuentra en la naturaleza. Para evitar el riesgo de perder hueso debido a la falta de calcio, ¿por qué no consumir alimentos ricos en calcio?" En los libros sobre nutrición se señalan muchos alimentos valiosos para esto, desde las almendras crudas hasta los frijoles secos y el perejil. El doctor Lee señala que "las vacas obtienen de las plantas el calcio que necesitan para sus huesos y para la leche", e indica que las frutas, y sobre todo las verduras de hojas anchas, son algunas de las mejores fuentes de calcio.

EL ALTO RIESGO DE LAS FRACTURAS DE LOS HUESOS Y DE LA COLUMNA

Es importante saber qué necesita nuestro cuerpo, ya que se predice que una de cada tres mujeres finalmente perderá masa ósea y tendrá una degeneración estructural que propiciará que sufra fracturas. Las mujeres corren por lo menos el 15% de riesgo de tener fracturas de la cadera. En Estados Unidos, el costo anual de este trauma, que podría reducirse tomando medidas preventivas, se calcula en 7,300 millones de dólares. Debemos precisar qué podemos hacer para quedar fuera de estas estadísticas y lograr un estado de salud mental y corporal, a fin de tener la energía de perseguir con todas nuestras fuerzas nuestros intereses creativos o nuestras metas.

Estas cifras son una tragedia nacional, si se toma en cuenta que muchas de estas mujeres se sometieron fiel y esperanzadamente a la terapia de hormonas sintéticas con todos sus malos efectos, ¿y para qué? Sus caderas se fracturaron igual que las de las mujeres que no tomaron estrógeno. Esto parece un crimen peor cuando uno lee el siguiente análisis del papel de la progesterona en la formación de los huesos.

El informe, que se refiere a la prevención de la osteoporosis, apareció en el *Canadian Journal of OB/Gyn & Women's Health Care*. Los autores, que pertenecen a la División de Endocrinología y Metabolismo de la Universidad de Columbia Británica en Vancouver, declaran:

La progesterona actúa sobre el hueso, aunque la actividad del estrógeno sea baja o nula. La progesterona funciona en el osteoblasto aumentando la formación de hueso, con lo que complementa la acción del estrógeno, que disminuye la disolución del hueso.

Los autores prosiguen explicando que la progesterona se adhiere a los receptores de los osteoblastos (las células que forman los huesos) y "aumenta la recuperación ósea". Es interesante observar de nuevo que el papel del estrógeno es disminuir la pérdida de hueso, en tanto que la progesterona natural favorece la producción del mismo. El doctor Lee, a partir de varios estudios, saca la conclusión de que (1) el estrógeno frena la disolución del hueso por medio de las células "osteoblastos", (2) la progesterona natural estimula la renovación del hueso, y (3) algunas progestinas también hacen que los osteoblastos creen una cantidad limitada de hueso nuevo.

Recuerde que algunos estudios han demostrado que la progestina sintética, que por lo general recetan los médicos, puede disminuir realmente nuestro abasto de progesterona natural. Muchos de los ginecólogos sí se dan cuenta del efecto destructivo de estas progestinas sintéticas en el cuerpo, factor que puede ser importante para que receten el estrógeno solo.

LA PÉRDIDA DE HUESO DEBIDA
A LOS MEDICAMENTOS COMUNES

Creo que siempre debemos estar en guardia respecto a los medicamentos que se pueden comprar sin receta, o de los que requieren receta y que aceleran la disolución ósea, proceso que se llama reabsorción. Trien Susan Falmholtz, en su libro *Change of Life*, habla sobre varios fármacos que se prescriben normalmente y que producen la temida osteoporosis. Entre ellos están "los fármacos que reemplazan la tiroides, la heparina (anticoagulante), los preparados con cortisona (como la prednisolona), los antiácidos que contienen aluminio, los anticonvulsivos y la tetraciclina; esta última es un antibiótico".

Un proyecto de la Universidad de Massachusetts se centró en la investigación del uso de la levotiroxina para tratar problemas de la tiroides. Se encontró que en algunas circunstancias, esta hormona, que se receta comúnmente, causaba hasta el 13% de pérdida de hueso. No obstante, un especialista en tiroides con el que hablé dice que este informe se cita fuera de contexto y de toda proporción. Lo que hay que recordar es que nunca deben recetarse dosis excesivas para la necesidad percibida, o por una razón equivocada (como la pérdida de peso, cuando el aumento no fue causado por deficiencia de la tiroides).

Otro ejemplo es recetar tiroxina sencillamente por una temperatura corporal basal baja (análisis que usan con frecuencia los seguidores del doctor Broda Barnes), sin otra evidencia clara de insuficiencia de la tiroides. Este tipo de análisis también se utiliza en casos de esterilidad, para determinar el momento de la ovulación; por ello refleja el nivel de progesterona de la mujer. La progesterona y la tiroides están muy relacionadas, pero en algunos casos lo único que se necesita es progesterona natural para corregir la temperatura del cuerpo anormalmente baja. El doctor Peat cree que el mecanismo mediante el cual la progesterona eleva la temperatura impide que el estrógeno bloquee la acción de la hormona tiroides, porque la progesterona sólo es termogénica en las mujeres.

El doctor John Lee señala que un médico que no comprende la deficiencia de progesterona puede ordenar medicación con tiroxina a alguien que no la necesita; este exceso de tiroxina aumentará la disolución ósea. Sin embargo, cuando se receta tiroxina para normalizarla, no provoca pérdida de hueso. De hecho, la dosis correcta mejora la densidad ósea. Como me lo explicó el doctor Lee: "No hay que temerle a la tiroides, sino al médico que la receta cuando no se necesita".

Observando otra incertidumbre médica, el doctor Alan Gaby describe un estudio efectuado a 20 pacientes a las que iban a operar del cerebro. A algunas les daban Melox 70 para la tensión y las úlceras. Este antiácido es rico en aluminio, y el equipo de investigación descubrió, después de analizar el tejido cerebral y óseo, que el cuerpo había absorbido esta sustancia tóxica, depositándola en los tejidos. El doctor Gaby recapitula la información de los estudios, diciendo que "parece que la acumulación de aluminio en los huesos reduce la formación de osteoides (áreas de hueso nuevo), y al mismo tiempo aumenta la disolución ósea. El resultado de esta doble acción del aluminio es que acelera la pérdida de hueso".

Este es un buen momento para hablar sobre los peligros de tomar la última medicina "milagrosa" para evitar la pérdida de calcio. Constantemente nos enteramos por los medios de comunicación de fármacos experimentales, nuevas hormonas y nuevos compuestos que activan el desarrollo óseo. Los fármacos llegan al mercado rápidamente, en medio de una gran publicidad, y salen con la misma celeridad. Más que correr a la farmacia tras el nuevo producto, debemos informarnos sobre las formas naturales de curación que todavía no se promueven a nivel general. Para ponernos en guardia y encaminarnos hacia lo que de veras es bueno para curar nuestros huesos y hacer crecer nueva masa ósea necesitamos decidir conscientemente un plan.

Al investigar sobre la importancia de las enzimas y las vitaminas para ayudar a la digestión de las proteínas cárnicas de manera que el calcio no se pierda en la sangre, me topé con información sobre la calcitonina del salmón, que me pareció otra buena opción para quienes sufren una severa pérdida de hueso.

Pocos médicos parecen estar al tanto de la calcitonina del salmón, que frena la disolución del calcio. La calcitonina "se encuentra en los seres humanos, igual que en el salmón, los cerdos, las anguilas y las ovejas", según un artículo de la revista *Prevention*. El autor,

Sydney Bonnick, dice que la calcitonina es una hormona producida por la glándula tiroides. Su función consiste en impedir que el calcio de los huesos se desplace a la sangre. Se ha descubierto que la calcitonina también "alivia el dolor de los huesos fracturados y estimula la renovación del hueso".

La razón de que no se recete con más frecuencia a quienes padecen osteoporosis es que es sumamente cara; cuesta aproximadamente 2,700 dólares al año, y es muy inconveniente inyectarla por vía intramuscular o subcutánea. En Estados Unidos se aplica normalmente una inyección diaria de 100 UI. Si bien la FDA ha aprobado las versiones de calcitonina sintética, como Calcimar, para el tratamiento de la osteoporosis, en los textos sobre estos productos se analizan las probables reacciones alérgicas que desatan, incluyendo el shock anafiláctico.

GRUPOS DE ESTUDIO CON VOLUNTARIOS

Los estudios antes mencionados deberían hacernos más precavidos cuando oímos hablar de los grupos para el estudio de la osteoporosis, en los que regalan los medicamentos. El otro día anunciaron por la radio uno de estos experimentos, cacareándolo como un "milagroso adelanto de la medicina", como el maravilloso fármaco del siglo para prevenir la osteoporosis.

Llena de curiosidad, y estando tan interesada en el tema, llamé al número indicado y pregunté cómo se llamaba el medicamento. Quien me respondió me dijo: "Seguramente usted sabe que las mujeres que sufren de osteoporosis necesitan estrógeno". Prosiguió diciendo que el estrógeno es esencial para la formación de los huesos y que sin usarlo aumentan nuestras probabilidades de tener osteoporosis. Entonces me invitó a participar en su grupo de estudio. Le pregunté si el estrógeno era natural. Me contestó "Es un estrógeno sintético que se llama Ralaxifene". Con esto terminó mi curiosidad, pero no mi deseo de comunicarme con quienes aceptaran esta invitación.

Todo esto señala las consecuencias posiblemente catastróficas de no estar informadas sobre el cuidado natural de la salud. Hace poco encontré, donde trabajo, a una mujer que debe tener alrededor de 60 años. Le era muy penoso caminar. Le conté lo que yo había aprendido sobre las hormonas y la osteoporosis. Me dijo que nunca había aceptado tomar píldoras de ningún tipo. Fue contundente al respecto. Me dijo que diez años antes le habían reemplazado una cadera, y como la otra estaba dándole los mismos problemas, la habían invitado a participar en un estudio nacional de doble ciego para el estudio de la osteoporosis.

Sentí mucha pena por ella, porque estuvo decidida a no tomar medicamentos para conservar la salud, y ahora tomaba píldoras a mañana y tarde, desesperadamente. Ni siquiera podía saber si le daban un placebo o una sustancia activa. Vivía de día en día con pocos alicientes, y con el temor de que también tuvieran que reemplazarle la otra cadera. Me miró y me dijo: "Lo que usted me dice sobre la deficiencia hormonal es interesante, porque todos mis problemas empezaron cuando yo tenía cuarenta y tantos años, inmediatamente después de mi histerectomía".

Pensé: "Lleva 20 años sin terapia de reemplazo hormonal. Antes de la histerectomía, esta mujer había sido muy activa, no tenía dolores, y tenía tanta fuerza interior y tanta energía que no sabía cómo expresarlas". Traté de imaginar cómo hubiera sido ahora si le hubieran dado terapia hormonal natural antes de que ocurrieran todos estos cambios permanentes. Su desoladora situación influyó seriamente en mi decisión de escribir este libro.

Otro relato que animó mi interés por compartir esta necesaria información es el de una querida amiga septuagenaria. Había sido enfermera quirúrgica y, sobra decirlo, siempre había estado pendiente de su salud, procurando seguir las indicaciones de sus médicos al pie de la letra. Esta amiga mía acababa de recibir de su cirujano ortopédico la impresionante noticia de que había perdido mucha masa ósea y la sugerencia de que pensara en reemplazarse la cadera. Recordaba que de regreso a casa lloró mientras manejaba, sin creer en la noticia, pensando: "¿Cómo puede ser verdad esto, si siempre he tomado precauciones para evitar este terrible diagnóstico de osteoporosis?"

Finalmente me habló por teléfono y me dijo: "No entiendo por qué estoy perdiendo hueso. He estado tomando estrógeno durante más de 25 años, pensando que era bueno para mis huesos". ¿Cómo se le dice a una enfermera que todos estos años ha estado recibiendo la hormona equivocada, y que la función del estrógeno sólo consiste en frenar la pérdida de hueso, en tanto que la progesterona es la que permite que se forme la densidad mineral ósea? Cuando esta enfermera leyó el borrador de este capítulo y se enteró de la importancia de la progesterona, ya que trabaja con las células osteoblastos para aumentar la masa ósea, me confesó sus sentimientos encontrados. Por un lado, sentía que le habían robado la salud, porque había usado la hormona equivocada durante tanto tiempo; por el otro, sentía alivio al darse cuenta de que sus problemas podían revertirse.

Si reconocemos las señales del desequilibrio hormonal y comprendemos cómo y por qué puede corregirlo la terapia hormonal, nos ahorraremos muchos futuros sinsabores. ¿Quién no se cansaría de ir de médico en médico debido a sus jaquecas, su cansancio, sus palpitaciones, sus bochornos, sus fuertes sangrados, sus reglas irregulares, sus manchas, su ansiedad, sus cambios de humor, sus sudores nocturnos y su depresión, o sólo por sentirse mal? Muchos médicos todavía no reconocen que estos problemas están relacionados con la menopausia o con otros momentos de tensión, como después de dar a luz o de sufrir una histerectomía.

Igual que la mujer de la historia anterior, muchas sencillamente soportamos estos síntomas y aprendemos a vivir con ellos manteniéndonos ocupadas, tratando de alimentarnos bien, etcétera, totalmente inconscientes de los dañinos efectos de la deficiencia progresiva de progesterona. La medicina es útil para las emergencias y los traumas, pero muchas veces no proporciona cuidados preventivos para la salud. Los propios medicamentos que su médico le receta a usted pueden ocultar una deficiencia hormonal. Más pronto o más tarde, cuando los síntomas sean suficientemente malos, usted tendrá que completar los dones que la Madre Naturaleza ha dejado de proporcionarle adecuadamente. ¿Por qué no utilizar un producto de progesterona natural?

¿Cuántas tragedias han de golpearnos antes de que nos decidamos?

No asombra que la osteoporosis esté tan extendida. Desde luego, nos han dado una hormona equivocada, una hormona que los médicos llevan recetando más de medio siglo. Desde 1942, cuando la FDA aprobó que el laboratorio Wyeth-Ayerst produjera estrógeno y lo llevara al mercado, se demostró que tiene poco valor en la prevención de la osteoporosis. Parece que las mujeres han estado bajo un sistema teórico de terapia de reemplazo hormonal que se ha recetado a diestra y siniestra sin las verificaciones y ajustes necesarios. No asombra que se diga que la osteoporosis es "el asesino silencioso". Hay un momento en que llegamos a ser demasiado viejas para sentirnos cómodas quejándonos, y la degeneración de nuestros huesos, nuestras fracturas y nuestros problemas de las coyunturas siguen siendo la plaga de nuestra generación.

Es difícil evitar el fluoruro

Por mucho que tratemos de crear las condiciones necesarias para evitar la osteoporosis (tomando las hormonas adecuadas, el calcio adecuado, y los nutrientes necesarios para asimilarlos), también necesitamos tener más conciencia de un químico que se añade al agua y de sus efectos en la masa ósea. El peligro que constituye el fluoruro bien puede acabar con todas nuestras buenas intenciones.

En el *Holistic Dental Digest* se dice que el fluoruro, además de desvitalizar el esmalte de los dientes y producir enfermedades periodontales, hace que los dientes sean más quebradizos y débiles, a pesar de que en las placas de rayos X *se vean* más densos. En un estudio se informa que "Las mujeres que viven en comunidades con mucho fluoruro corren más del doble riesgo de fracturas".

En otro estudio reseñado en el *Journal of the American Medical Association* se encontró que con la fluoración se aumentan en cerca del 30% las fracturas de cadera en las mujeres y del 40% en los hombres. A pesar de que algunos funcionarios públicos de la salud afirman lo contrario, no hay estudios serios que indiquen que el fluoruro protege de las fracturas de la cadera. Cualquier cantidad de fluoruro, incluida la que se encuentra en el agua fluorada, es tóxica para los huesos.

También es dañina para la tiroides y es causa conocida de cáncer y de otras enfermedades. Los investigadores japoneses informaron en 1982 que "el fluoruro de sodio, que se utiliza para prevenir la caries dental, produce aberraciones en los cromosomas y una síntesis irregular del ADN". Los últimos estudios de Estados Unidos confirman la terrible verdad de que "el fluoruro de sodio induce la transformación maligna de las células".

Hace más de 30 años, el doctor Frederick B. Exner, que es radiólogo, biólogo, químico, fisiólogo y patólogo, nos advirtió de estos peligros en *The American Fluoridation Experiment*. Y la *American Medical Association* informó en los *Archives of Environmental Health* de febrero de 1961, que en los tejidos enfermos de tumores, aortas y cataratas se ha encontrado fluoruro.

Sin embargo, en *Cancer Forum* se declara que desde entonces hasta la fecha, el Servicio de Salud Pública de Estados Unidos ha animado a la Agencia de Protección Ambiental para que siga asegurando a los ciudadanos estadounidenses que la fluoración es eficaz y segura, a pesar de que "no hay la menor prueba científica que apoye esa afirmación". Sería en nuestro mayor interés organizar una campaña nacional de cartas para convencer al Congreso y a la APE de que se elimine este riesgo del agua pública.

CONCEPTOS ERRÓNEOS SOBRE EL CALCIO Y LA DIETA

Cuando tratemos de informarnos sobre cómo mantener el nivel adecuado de calcio, busquemos la información de fuentes objetivas y no de las relacionadas con las industrias de los productos lácteos, el ganado y las aves. En *Health Sciencie* aparece un ejemplo impresionante, en el cual el doctor Joel Fuhrman declara: "Si su ingesta de calcio es muy alta pero constantemente excreta más calcio del que absorbe, su equilibrio es negativo y con el tiempo tendrá osteoporosis. Por otra parte, si su ingesta de calcio es relativamente baja pero su cuerpo lo absorbe con eficacia, su equilibrio es positivo y su esqueleto no será despojado de sus reservas de calcio". Los doctores Cedric y Frank Garland *(The Calcium Connection)* y la doctora Nancy Appleton *(Lick the Sugar Habit)* señalan que una dieta con demasiado azúcar aumenta la excreción de calcio por la orina, alterando el equilibrio de minerales en el cuerpo.

Desde el punto de vista académico, cuando nos referimos al calcio y a otros minerales en nuestras clases de química, las palabras "orgánico" e "inorgánico" tienen una definición que se aplica de manera estricta. Sin embargo, quienes escriben sobre nutrición emplean el término *orgánico* de manera más amplia para significar vivo o biodisponible. En este sentido se han hecho muchos estudios sobre los minerales orgánicos y los inorgánicos, su uso y su abuso.

El doctor M. T. Morter Jr. nos advierte que no utilicemos tipos de calcio inconvenientes. Está convencido de que el cuerpo no puede disolver los fuertes lazos "iónicos" del calcio "inorgánico", como la dolomita o la concha de ostión. A pesar de la publicidad de la industria lechera, tampoco se puede utilizar el calcio que se encuentra en la leche de vaca, porque, a menos que se beba cruda, el proceso de pasteurización altera el calcio y lo transforma en una forma dura que no puede aprovecharse, y que se deposita en áreas equivocadas del cuerpo. El doctor Morter señala que las mujeres que consumen grandes cantidades de productos lácteos forman uno de los grupos con alto riesgo de osteoporoosis.

De la misma manera, Norman W. Walker, doctor en ciencias, reflexiona en su libro *Fresh Vegetable and Fruit Juices* sobre el ácido oxálico y su relación con la asimilación del calcio:

> Cuando los alimentos están crudos, ya sea enteros o en forma de jugo, todos sus átomos son vitales, es decir, orgánicos, y están repletos de enzimas. Por ello, el ácido oxálico de las verduras crudas y de sus jugos es orgánico, y, como tal, es... esencial para las funciones fisiológicas del cuerpo... En cambio, el ácido oxálico de los alimentos cocinados y procesados está muerto, o sea, es inorgánico, y como tal es al mismo tiempo pernicioso y destructivo. El ácido oxálico se combina de inmediato con el calcio. Si ambos son orgánicos, el resultado es una combinación constructiva y positiva, ya que ácido oxálico ayuda a la asimilación digestiva del calcio, estimulando al mismo tiempo las funciones peristálticas del cuerpo.

Sírvanse tomar nota de que este consejo es opuesto al que se da en otros lugares, pero en realidad es lógico, y su autor tiene mucha experiencia y autoridad. Después de todo, el doctor Walker vivió 109 años practicando lo que pregonaba, y su esposa murió entrados los noventa. Es la única persona que conozco que explique la distinción entre los alimentos crudos y los alimentos cocinados que contienen ácido oxálico:

> Cuando el ácido oxálico se vuelve inorgánico porque se cocinan o procesan los alimentos que lo contienen, entonces se enlaza con el calcio, formando un compuesto, y se combina también con el calcio de los otros alimentos ingeridos durante la misma comida, destruyendo el valor alimenticio de uno y otro. El resultado es una seria

deficiencia de calcio que descompone los huesos. Por esta razón yo nunca como espinacas cocidas o enlatadas.

El doctor Walker informa que las cantidades más abundantes de ácido oxálico orgánico se encuentran en las siguientes verduras frescas: las espinacas, la col, la col rizada, las hojas de mostaza, el nabo, la acelga y las hojas de remolacha o betabel frescas y crudas, y también en las almendras, los espárragos y el perejil.

Muchas de estas verduras son además ricas en calcio, y, desde luego, la primera fuente que debemos buscar para satisfacer nuestros requisitos de calcio debe ser nuestra dieta diaria. Pero, como vimos antes con las advertencias del doctor Morter, la idea de que la leche es una de las fuentes más importantes de calcio se discute mucho actualmente. De hecho, según Frederik Khachick, investigador del Departamento de Agricultura de Estados Unidos, uno asimila más calcio al comer col que al beber leche.

Parece que muchos de los alimentos que nos dicen que consumamos por su calcio son los que con frecuencia provocan alergias y otros problemas serios. A manera de ilustración, el cardiólogo Kurt Oster dirigió una amplia investigación sobre la oxidasa de xanthina de la leche homogeneizada de vaca. La investigación mostró que esta sustancia daña las arterias y favorece la arterioesclerosis. No se encontró esta misma relación con la ingesta de mantequilla o de queso, supuestamente porque contienen poca o nada de oxidasa de xanthina biológicamente activa. Oster plantea de manera razonable que una de las causas de la arterioesclerosis es el consumo de leche.

También hay razones para estar preocupados por el consumo de leche descremada. La mantequilla es una excelente fuente de vitaminas A y D, es anticancerígena, y permite que se absorban y utilicen los minerales y otros nutrientes de la leche. Un investigador observa: "La plaga de la osteoporosis en los países occidentales donde se bebe leche puede deberse a que la mayor parte de esta leche no es entera, sino descremada, pues la gente cree que es buena.

La vitamina D sintética, que se añade para reemplazar a la vitamina natural, es tóxica para el hígado. La leche en polvo desgrasada, que se agrega a la leche en 1% y 2%, y al yogur comercial desgrasado, contiene colesterol rancio, que es perjudicial para el corazón, y altos niveles de nitritos y galactosa (azúcar de leche que interviene en el desarrollo de cataratas, glaucoma y cáncer en los ovarios). Así pues, los productos enteros son preferibles por varias razones.

Otro comentario sobre la leche se encuentra en *How to get well*, un libro muy útil sobre la salud, que proporciona información práctica sobre nutrición y sobre tratamientos sin medicamentos. El doctor Paavo Airola escribe:

> Actualmente, la leche pasteurizada que se vende en el supermercado contiene muchos fármacos y productos químicos tóxicos y peligrosos, así como residuos de insecticidas, herbicidas y detergentes. Esta leche no es buena para el consumo humano. Si usted tiene la fortuna de conseguir leche *de verdad*, cruda, "de rancho", de vacas sanas alimentadas orgánicamente, entonces puede incluir la leche en su dieta.

A la lista del doctor Airola podemos agregar las hormonas que con frecuencia se encuentran en los productos lácteos comerciales. El doctor Airola afirma que los mejores productos lácteos que podemos consumir son la leche búlgara, el yogur y otras formas agrias (predigeridas), porque "ayudan a mantener la flora intestinal, e impiden la putrefacción intestinal y el estreñimiento". Busque yogur natural, sin endulzar, de preferencia orgánico, con cultivos de lactobacilos activos o leche cuajada. En algunos lugares se consigue el yogur comercial sin homogeneizar; todavía mejor es el yogur de leche entera hecho en casa.

Sin embargo, si usted decide usar un suplemento de calcio (sobre todo después de la menopausia), muchos especialistas recomiendan el citrato de calcio, y no el carbonato de calcio, que es más conocido y puede ser difícil de asimilar, sobre todo para las personas de edad y para las que tienen deficiencia de ácido hidroclórico. Hay que recordar también la importancia del magnesio y de los vestigios de nutrientes mencionados anteriormente en este capítulo, que facilitan que el hueso absorba el calcio.

Tanto el calcio como el magnesio asimilables pueden conseguirse ahora en la forma de un aerosol micronizado que es absorbido por la mucosa bucal (en la parte interna de las mejillas) en 15 o 20 segundos, y que entra directamente al torrente sanguíneo, eliminando así la intervención del sistema digestivo. Este es un modo totalmente nuevo de satisfacer nuestros requisitos diarios de estos minerales esenciales. También los vestigios de los minerales que desempeñan un papel importante en la nutrición óptima de los huesos pueden conseguirse ahora en forma líquida o en aerosol.

LA FORMACIÓN DE HUESOS CON VITAMINAS B

¿Qué más necesitamos saber sobre la salud de nuestros huesos? El doctor Alan Gaby hace hincapié en la importancia de proporcionar proteínas estructurales al tejido óseo, y analiza la influencia de la vitamina B_6 para ello, señalando que "esta vitamina es un factor paralelo para la enzima oxidasa de lisilo, que conecta entre sí las proteínas con el tejido conectivo. Por ello es necesaria la adecuada vitamina B_6 para proporcionar al colágeno resistencia, flexibilidad y estructura... en el tejido óseo". También menciona un estudio de Nelson, Lyons y Evans, que "indica que la vitamina B_6 aumenta la producción y la eficacia de la progesterona. Si bien la progesterona es importante para la salud de los huesos, también es esencial la ingesta adecuada de vitamina B_6".

LA IMPORTANCIA DEL EJERCICIO CON PESAS

El Centro para la Salud de la Mujer del Centro Médico Presbiteriano de Columbia monitoreó a varias mujeres que hacían ejercicio tres o más veces por semana y descubrieron que tenían menos síntomas de osteoporosis que las que hacían ejercicio dos o menos veces por semana. Pero ¿qué tipo de ejercicio nos ayuda a prevenir la osteoporosis? El doctor Gaby analiza en su libro *Preventing and reversing osteoporosis* la importancia de un programa de ejercicios, donde declara que el ejercicio con pesas, que obliga al cuerpo a trabajar contra la gravedad, ayuda a formar densidad ósea. Para las mujeres mayores, nadar puede ser lo más apropiado, ya que corren menos riesgo de lastimarse.

El doctor Gaby observa que se encontró que los astronautas excretan mucho calcio por la orina después de estar en el espacio, y que los pacientes obligados a guardar cama porque padecían dolores en la columna perdían hueso rápidamente: "El contenido de minerales en los huesos de las vértebras lumbares disminuyó asombrosamente 0.9% por semana". Por lo tanto, el doctor Gaby hace hincapié en que "la actividad física desempeña un papel vital en el mantenimiento de la masa ósea". (Para más información, veanse las páginas 89 y 140).

No está de más recalcar el papel del ejercicio en la prevención y reversión de la pérdida de hueso. Sin embargo, el ejercicio solo no es la solución. Como hemos mencionado repetidamente, lo que produce mayor impacto en nuestra salud, y especialmente en la densidad mineral de nuestros huesos, es la combinación de varios factores. Al planear su programa de ejercicios, recuerde que, igual que los cambios en la dieta, necesita incorporarlos a su rutina diaria por el resto de su vida. Así como con las dietas exageradas sólo se pierde peso temporalmente, con el ejercicio esporádico no se obtiene un efecto importante en la densidad ósea.

Nuestro cuerpo nos da claves sobre el tipo y la cantidad de ejercicio que nos conviene. El doctor Ray Peat señala, en *Nutrition for Women,* que algunas atletas padecen deficiencia crónica de progesterona (y pueden no tener reglas) probablemente debido al estrés del duro ejercicio, que hace que la progesterona se convierta en cortisona. Asimismo observa que el exceso de tensión y el llamado ejercicio aeróbico, que lo deja a uno sin aliento, son causas comunes de hipotiroidismo y pueden contribuir al envejecimiento prematuro. Por lo tanto, debemos encontrar el feliz punto medio.

Estos son algunos puntos que recordar al planear un programa de ejercicios:

- Empiece poco a poco y sea constante. No haga caso del dicho de que lo que no duele no vale. Por ejemplo, si una caminata de 20 minutos le provoca dolor de espalda, no interrumpa su programa; sólo reduzca el tiempo a la mitad durante una o dos semanas. Encuentre el nivel en que se siente cómoda, y aumente a partir de ahí.

- Haga ejercicio durante 30 o 45 minutos por lo menos tres veces por semana.

- Incluya una combinación de ejercicio aeróbico (caminar o trotar), ejercicios de fuerza con pesas pequeñas o intermedias, y una rutina de estiramientos o de yoga para tener flexibilidad. Esta variedad evitará que se aburra.

- Revise los libros, cintas y videos de la biblioteca de su localidad, de la librería, o de la tienda de videos; de esta manera conocerá una gran variedad de instructores y maestros.

- Para el "rebote de los huesos" no hay pretextos que valgan, aunque usted deteste el ejercicio, haga lo siguiente: párese sobre los dedos de los pies y déjese caer sobre los talones; debe sentir una vibración en las caderas. Puede variar la intensidad despegándose del suelo desde diferentes alturas. Repítalo todos los días de 200 a 300 veces, o durante dos o tres minutos.

- Por último, nunca es demasiado pronto ni demasiado tarde para iniciar un programa de ejercicios; sólo recuerde empezar poco a poco, y consulte con sus asesores de salud si padece alguna complicación médica, neurológica o musculoesquelética. Incluso las septuagenarias que están en sillas de ruedas mejoran su flexibilidad y su condición general levantando pesas pequeñas.

- Y, por encima de todo, ponga en juego su creatividad y diviértase.

El siguiente paso

Es fácil que nos abrumen las decisiones sobre salud que enfrentamos. Entre los medicamentos de la época moderna hay listas interminables de hormonas y fármacos sintéticos "nuevos y mejorados". (Véase en el Apéndice B una muestra de las muchas hormonas sintéticas que se recetan normalmente en estos días). Debido a que con frecuencia los nombres de los complejos químicos que consumimos son incomprensibles, muchas veces dejamos que nuestros médicos decidan totalmente el tratamiento.

¡Qué diferente y qué tranquilizador es descubrir información comprensible! Parece demasiado sencillo para ser cierto. Pero ¿no se encuentra con frecuencia la verdad en las formas más sencillas de la naturaleza?

Lo que hemos aprendido hasta ahora puede necesitar que emprendamos algunos actos de autoafirmación. Gracias a las alternativas para las hormonas artificiales, ahora podemos depender menos de los medicamentos que nos impiden tener sanos el cuerpo, la mente y el alma. Si estamos preparadas, podemos elegir con responsabilidad un camino menos trillado, que puede conducirnos a una mejor calidad de vida.

En el Apéndice F hay un modelo de una carta que usted puede darle a su médico, exponiéndole su preocupación por las hormonas sintéticas. El médico debe saber qué siente usted respecto de los fármacos tóxicos y de los efectos no deseados de las hormonas sintéticas que tanto daño causan. Es perentorio que su proveedor de salud comprenda que su cuerpo *necesita* progesterona natural y *puede asimilarla.*

Es importante observar que la crema empleada en los estudios del doctor Lee contenía precisamente progesterona de la FEU, llamada progesterona "natural" en la mayoría de los textos. Con frecuencia nos preguntan si hay alguna diferencia entre ésta y las muchas cremas de ñame silvestre que pueden conseguirse hoy. La respuesta es que, a la fecha, no se han efectuado estudios clínicos en gran escala que avalen el uso de extracto de ñame silvestre sin conversión a la FEU.

En lo que respecta al tratamiento y la prevención de la osteoporosis, hasta ahora sólo se ha probado y evaluado clínicamente la progesterona de la FEU. No obstante, respecto del tratamiento de muchos de los otros síntomas debilitantes y desgastantes del SPM y de la menopausia (cólicos, irritabilidad, bochornos, fibromas, etc.), paciente tras paciente informan sentir alivio al usar un producto que contenga esterol, ya sea del ñame o de frijoles de soya, sin conversión a la progesterona a la FEU. A pesar de gran parte del escepticismo que despiertan estas cremas, muchas son bioactivas y facilitan el equilibrio hormonal. (Véase más información en el Apéndice A.) Algunas mujeres han tenido mejores resultados al alternar los dos tipos (o al usar una crema que combine ambos). (Véase el Apéndice G.) Otras alternan la crema con tabletas o con gotas sublinguales.

La doctora Judi Gerstung está interesada en valorar la reacción a largo plazo de diferentes tratamientos para aumentar la densidad mineral ósea. Si usted gusta ayudarla en su proyecto, envíe una breve descripción de su programa para el cuidado de la salud, una copia de su análisis inicial de densidad mineral de los huesos, y los resultados de todos sus estudios de seguimiento a: Doctora Judi Gerstung, P.O. Box 7149, Marietta, GA 300650149 (e-mail: judigerstung,dc@hotmail.com).

CAPÍTULO 5

EL RIESGO DE CÁNCER

Hay pruebas contundentes de que el estradiol y el estronio,
sin algo que contrarreste sus malos efectos, provocan cáncer en el pecho...
La única causa conocida del cáncer del endometrio es el estrógeno
cuando no hay algo que contrarreste sus malos efectos.
Dr. John R. Lee

Hemos estado batallando contra el cáncer desde hace décadas, ¿y con qué resultados? A pesar de las grandes cantidades de dinero que se gastan en la producción de nuevos fármacos y nuevas tecnologías, las víctimas siguen aumentando. El doctor Allen Astrow, especialista en cáncer del Hospital y Centro Médico de St. Vincent, de Nueva York, afirma que en Estados Unidos siguen aumentando los decesos por cáncer, a pesar de todo lo que sabemos sobre la mecánica molecular de la formación y el desarrollo de los tumores.

Una vez que empecemos a comprender la razón de que exista el cáncer, veremos por qué hace años se perdió la guerra contra esta enfermedad y por qué necesitamos abandonar este campo de batalla. El doctor John Lee llama nuestra atención hacia la investigación de Schippers et al., que muestra que "las células cancerosas, lejos de ser invasores externos, son parte íntima de nosotros; son células normales cuyo comportamiento ha cambiado debido a otros cambios proporcionalmente menores. La estrategia del tratamiento debe consistir en restablecer la comunicación intercelular". A esto se le llama *restablecer el equilibrio*.

Yo comprendí mucho mejor el procedimiento de la reequilibración del cuerpo después de leer la investigación del doctor Richard Passwater sobre los cánceres humanos y los elementos cancerígenos que nos rodean. Cada año se agregan al ambiente miles de químicos nuevos. Un estudio efectuado por el Departamento de Ciencias Biológicas de la Universidad de Idaho mostró que muchos contaminantes ambientales contienen compuestos de estrógeno, de los cuales se sospecha que aumentan el número de interferencias endocrinas y la insuficiencia reproductiva de los seres humanos y de otras especies. Según me informó el doctor Raymond Peat en una charla personal: "En general, los cancerígenos ambientales (los fenoles, los hidrocarbonos aromáticos, los hidrocarbonos clorados, los bifenilos policlorados, las dioxinas, el tizne y los rayos equis) son estrogénicos". Si bien las publicaciones científicas y la prensa popular han informado extensamente sobre esta conexión mortal, especialmente con el cáncer mamario, la gente apenas empieza a darse cuenta de ella.

LAS HORMONAS, LAS MUTACIONES GENÉTICAS Y EL CÁNCER

Este tema, motivo de controversia, es aterrador en muchos aspectos. Tal parece que muchos de los productos químicos que encontramos en nuestra vida diaria, como los insecticidas, los solventes, los contaminantes industriales y los componentes de los detergentes y plásticos, en realidad imitan el estrógeno de los organismos vivos. Estas sustancias estrogénicas dañinas pueden aferrarse a nuestras células o penetrar en ellas; nuestras células contienen receptores, por lo que pueden recibir una "carga" hormonal superior a la normal, o bien bloquear la actividad del propio estrógeno del cuerpo al obstruirse los receptores.

¿Por qué es tan serio esto? Los estudios más recientes citan los efectos de esta contaminación ambiental en Estados Unidos: un impresionante aumento del cáncer de mama, posiblemente una menor calidad del esperma, niveles más bajos de testosterona, y penes anormales, en los hombres; reducción de las habilidades motrices y lingüísticas, y otros padecimientos, entre los niños cuyas madres estuvieron expuestas a toxinas estrogénicas. No sólo los humanos estamos amenazados; algunas poblaciones de animales (aves marinas, panteras) están muy cerca de la extinción. Debido a los contaminantes estrogénicos, se han encontrado gaviotas y caimanes que tienen los órganos reproductivos anormales y que se reproducen poco; además, se han observado machos con impulsos de anidar y hembras con comportamiento agresivo* .

Sustancias como el DDT, los bifenilos policlorados o la dioxina se acumulan con los años, en lugar de descomponerse como otros venenos. Dado que algunos de estos químicos solubles en grasa se rocían a las plantas que comen los animales, afectan especialmente a quienes se encuentran en uno de los extremos de la cadena alimenticia: los seres humanos. ¿Qué implica esto para la siguiente generación?

El cáncer de ovarios, mamas, próstata y testículos (todos relacionados con las hormonas) ha aumentado vertiginosamente en los últimos años. Ahora, la Agencia de Protección Ambiental y varias otras organizaciones estudian el impacto de estos químicos que imitan a los estrógenos, tanto en la reproducción como en el cáncer, tratando de confirmar o refutar esta terrible teoría.

Cuando las cosas nos golpean de cerca, nos convencen. Por mi parte, conozco a una brillante estudiante universitaria de 23 años (irónicamente, especialista en salud ambiental) que ha sufrido múltiples intervenciones quirúrgicas y encara la incertidumbre de no saber si podrá llegar a tener niños alguna vez, y todo por haber estado expuesta al Safrotín, insecticida con que indebidamente se roció su dormitorio.

---

* Se encuentra más información sobre este tema en "Developmental Effects of Endocrine Disrupting Chemicals in Wildlife and Humans", de Thoe Colborn, en *The Journal of the National Institute of Environmental Health Science*, vol. 101, N° 5, octubre de 1993.

Cinco meses después de su primera reacción, que fue violenta y desagradable, empezó a sentir los efectos hormonales de este químico neurotóxico: sangrado a mitad del mes, cólicos insoportables, diarrea y dolor al orinar. Antes de que por fin le diagnosticaran endometriosis aguda, una serie de médicos la hizo pasar por un terrible tormento que consistió en análisis, cirugía exploratoria y tratamientos inútiles. Después la pusieron entre la espada y la pared, al hacerla elegir entre tomar píldoras sintéticas para el control de la natalidad, con el fin de normalizar sus ciclos; someterse a otras cirugías para conocer la magnitud del daño que habían sufrido sus óvulos, o tratarse con un fármaco que le induciría la menopausia.

Al doctor John Lee le parece que debiera preocuparnos el estar expuestas a estos xenoestrógenos (o "xenobióticos") derivados de los petroquímicos, dado que pueden tener consecuencias trágicas para nuestra salud. Por cierto, el doctor Lee afirma que hay una epidemia de la correspondiente deficiencia de progesterona entre las mujeres de los países industrializados (Norteamérica y Europa Occidental), debida parcialmente a la contaminación ambiental y a que consumimos alimentos procesados, por lo que no recibimos de nuestra dieta la progesterona que contienen de los alimentos naturales y crudos como sucede con las personas de países menos desarrollados.

El doctor Lee, refiriéndose a la fascinante labor del doctor Peter Ellison para la Organización Mundial de la Salud, dice:

> Hoy, en Estados Unidos, los niveles de estrógeno tienden a ser un poco más altos que en otros países. Con la menopausia, la disminución del estrógeno es mayor en Estados Unidos y en otros países industrializados que en los países agrícolas del Tercer Mundo. Los niveles de progesterona son notablemente estables en los países agrarios, en tanto que aquí, en Estados Unidos, en las mujeres casi llegan a cero, más abajo que en los hombres.

EL EXCESO DE ESTRÓGENO

En pocas palabras, todas las mujeres corren el riesgo de tener demasiado estrógeno. Estas son sus fuentes: (1) los ovarios y las suprarrenales secretan estrógeno en cantidades importantes, en forma de androstenediona (precursora del estrógeno). (2) Los médicos recetan estrógenos en las diferentes fases y edades de la vida de las mujeres, para sus numerosos padecimientos clínicos: problemas menstruales, infertilidad, SPM, control de la natalidad y síntomas posmenopáusicos. Mucho preocupa que con ello añadimos más estrógeno a un ambiente ya de por sí cargado de esta hormona, preparando nuestro cuerpo para una multitud de alteraciones y enfermedades. (3) Los estrógenos naturales no sólo están presentes en muchas plantas comestibles (fitoestrógenos), sino que, si comemos carne y productos lácteos no producidos orgánicamente, también podemos estar ingiriendo diariamente alimentos que contengan estrógeno sintético, o las hormonas del crecimiento que se inyectan al ganado y a las aves. (4) Y, por último, vivimos en un ambiente saturado químicamente, que es fuente de más estrógeno indeseable.

Con los dados cargados en nuestra contra, la mayoría de nosotros indudablemente sufre lo que la doctora Lita Lee llama "sobrecarga de estrógeno". La serie de factores que contribuyen a esto permite comprender fácilmente cómo el estrógeno puede invadir el cuerpo y con el tiempo enseñorearse de él, causando daños importantes, si no lo equilibra su compañera esencial, la progesterona. El mismo estrógeno vegetal, si se toma solo, puede contribuir a este desequilibrio hormonal.

Nuestras células toman una cantidad asombrosa de conservadores, colorantes y saborizantes artificiales, y otros químicos que se añaden a los alimentos. Pensemos solamente en los aditivos, los antibióticos, los insecticidas, los fármacos y las hormonas que se dan a los animales sin que esto se reglamente, o se reglamente muy poco.

ALGUNOS ESTRÓGENOS ESPECÍFICOS Y EL CÁNCER

Muchos expertos han observado un vínculo directo entre el cáncer de mama, el cáncer uterino y los niveles altos de dos estrógenos conocidos como *estradiol* y *estrón* en nuestro cuerpo. Ahora hay quienes dicen que el otro estrógeno común, el *estriol*, es "el bueno", aunque esto está por verse. Me enteré de ello gracias a una información que me abrió los ojos, y que encontré durante mi búsqueda de hormonas naturales. No puedo olvidar la declaración del doctor Julian Whitaker en su artículo de *Health and Healing*. Al principio, como una niña que acabara de regresar de la escuela muy emocionada porque acababa de aprender algo muy interesante, se lo citaba a todas mis amistades:

> Hay tres formas de estrógeno: el estrón, el estradiol y el estriol.
> Hace casi diez años se divulgó que el estrón y el estradiol fueron
> los causantes originales del cáncer, en tanto que el estradiol real-
> mente se relaciona con una incidencia menor de cáncer. El Prema-
> rín está compuesto sobre todo de estrón y de estradiol.

Quienes tienen estriol en abundancia son, más que nada, las embarazadas, porque su cuerpo lo produce en grandes cantidades, junto con niveles muy bajos de los dos otros estrógenos comunes. El doctor Lee informa que en un estudio realizado a mujeres con cáncer de mama se encontró que las enfermas tenían de 30 a 60% menos estriol en la orina que un grupo de control de mujeres sanas. Si bien este fenómeno puede atribuirse al menor funcionamiento del hígado de la mayoría de las pacientes, y no a cualquier relación de causa y efecto, se supone que los suplementos de estriol pueden bloquear el efecto cancerígeno del exceso de estriol y de estrón y funcionar, en efecto, como preventivos del cáncer o anticancerígenos. Por desgracia, hay una falta de consenso entre los científicos a propósito de esta teoría debido a la escasez de datos de las investigaciones.

Con el cáncer del endometrio la situación es muy parecida. En un estudio del que se informó en el *Journal of the American Medical Association*, se mostró que el estrón es el principal inductor del carcinoma del endometrio, y una respetada investigación informa que la única causa conocida de este tipo de cáncer es la presencia de cantidades excesivas de algunos estrógenos (en particular estrón y estradiol) en el cuerpo, acompañadas de niveles bajos de estriol no contrarrestado por la respectiva progesterona.

Lamentablemente, los estrógenos aprobados y preferidos por los médicos, y que se ingieren por vía oral, son combinaciones de estrón y estradiol, o estradiol solo, y éstas son precisamente las formas que en general se emplean como suplementos para combatir la osteoporosis. Las terribles consecuencias de estas hormonas también las sufren las mujeres que toman suplementos durante la menopausia, que normalmente dura cinco años. Se ha demostrado que estos suplementos de estrógeno sextuplican el riesgo de cánceres de origen hormonal; su empleo más prolongado multiplica el riesgo hasta 15 veces más que entre quienes no lo consumen.

Debido a los riesgos conocidos de los productos sintéticos, muchos médicos que aceptan las alternativas naturales creen ahora que los suplementos de estrógeno no son necesarios mientras la mujer reciba progesterona natural. La progesterona es la sustancia a partir de la cual se forma el estrógeno, o sea, es la precursora del estrógeno y de otras hormonas (la cortisona, la testosterona, y la aldoesterona); así pues, en condiciones normales estimula nuestra propia producción de estrógeno.

Entonces ¿por qué los médicos siguen dándonos estrógenos sintéticos? ¿Por qué tan pocos médicos prescriben progesterona natural, lo que es más sensato, en lugar de progestinas sintéticas? Y nosotras, que recibimos estos desconcertantes tratamientos farmacológicos, ¿cómo los interpretamos?

Por mi propia investigación y experiencia puedo decir que es obvia la necesidad de un enfoque seguro para el suplemento de estrógeno en quienes han pasado la menopausia o carecen de útero o de ovarios porque se los han extirpado. Es bastante claro: el cáncer del endometrio y de las mamas es causado en buena medida por los niveles excesivos y sin equilibrar de dos estrógenos: el estradiol y el estrón. Entonces ¿la solución está en combinar la progesterona natural con el estriol? Desde luego, agregar progesterona es importante en la prevención del cáncer, porque se ha demostrado que impide que las células sigan multiplicándose.

¿HAY UN ESTRÓGENO SEGURO?

En un artículo enterrado en un número de 1978 del *Journal of the American Medical Association* se afirma que "Puede que el estriol no sólo no sea cancerígeno, sino que en realidad sea anticancerígeno. Un nivel alto de estriol endógeno protege contra los efectos del estrón y el estradiol, que producen tumores". Este artículo prosigue dando pruebas de que se logra "una notable inhibición de los carcinogenes mamarios con la terapia de estriol, a diferencia de la terapia de estrón y estradiol" (que es que la actualmente emplea la mayoría de los médicos, con los nombres de Estraderm, Estrace, y otros).

El resultado de las pruebas de estriol descritas en este artículo fue que las lesiones metastáticas del 37% de las pacientes posmenopáusicas con carcinomas y metástasis del pecho se frenaron o se curaron con una dosis de "2.5 a 5 mg y ocasionalmente 15 mg de estriol, equivalentes a un poco más de 0.65 y 1.25 mg de estrógenos conjugados".

Cuando leí en este mismo artículo que "el estriol administrado por vía oral es más seguro que el estrón o el estradiol", y que el dietilstilbestrol, la hormona prescrita principalmente para el cáncer avanzado, "no es un esteroide, sino un complejo químico que funciona como el estrógeno y es tan cancerígeno como el estrón", me pregunté por qué la mayoría de los ginecólogos y otros especialistas médicos no mencionan nunca estas cosas. Pero el doctor John Lee, que ha aplicado la terapia hormonal natural, sí nos da esta información para que la atesoremos:

> Cuando se administra progesterona se estimulan los receptores de estrógeno, y de esta manera las mujeres quizás no tengan "necesidad" de estrógeno. Si después de tres meses de terapia con progesterona no hay resequedad vaginal ni se presentan bochornos, es probable que no se necesiten suplementos de estrógeno... Una vez que se elevan los niveles de progesterona, los receptores de estrógeno se vuelven más sensibles, y normalmente los bochornos desaparecen. Lo positivo de este mecanismo puede verificarse midiendo los niveles de la HEF (hormona estimulante del folículo) y la HL (hormona luteinizante) antes y después de que se administren los suplementos adecuados de progesterona.

Encontrar toda esta información fue iluminador. Sin embargo, yo tenía que experimentar primero conmigo misma. Como soy pragmática por naturaleza, vi claramente mi meta: descubrir si estas dos hormonas (la progesterona y el estradiol) ponían punto final a mis problemas. Después de haber leído libros, artículos, manuales, informes y estudios para saber qué había sobre este tema, y después de comunicarme con la Universidad Emory y con farmacias, centros médicos y bibliotecas especializadas en busca de la documentación pertinente, empecé mi terapia de hormonas naturales.

Tanto durante los seis meses que duró mi experimento, como después de ellos, me sentí mejor que nunca, de manera que mi segunda meta era obvia. Deseaba llegar a cuantas mujeres me fuera posible para animarlas a actuar en nombre de su propia salud y bienestar, a ponderar cualquier tipo de efectos a largo plazo que todavía no se conocieran, y a evaluar y vigilar las reacciones de su cuerpo ante el tratamiento que ellas eligieran. De esta manera, tal vez pudieran resultar tan beneficiadas como yo, aliviando no sólo sus temores y sus frustraciones, sino también sus alteraciones mentales y físicas.

LAS HORMONAS SINTÉTICAS CREAN DESEQUILIBRIOS

El farmacobiólogo Wallace Simons, de Women's International Pharmacy, me explicó lo que sucede cuando las proges*tinas* no funcionan como deben en los receptores de proges*terona* de las células "meta", de todo el cuerpo. Es como si estos componentes sintéticos bloquearan los receptores de progesterona. Como lo describe el doctor John Lee, el cuerpo advierte que todos los receptores de progesterona están ocupados, y por ello no puede utilizar su propia progesterona natural (en el caso de que la mujer todavía ovule), por lo que debe detener su producción.

Sin la adecuada oposición de la progesterona, el estrógeno pasa a ser la hormona predominante y se difunde por todo el cuerpo. A su vez, esto hace que el mecanismo de retroalimentación del cuerpo reconozca que algo falta en los muchos receptores de progesterona (como se vio en el capítulo 4), y envía un mensaje a los ovarios para que aumenten su propia producción de progesterona para llenar los receptores. Pero, dado que estos huecos no están disponibles, esta nueva progesterona no puede aprovecharse. El cuerpo de la mujer se vuelve un caos, afectándose sus emociones, su memoria, su apetito sexual, su temperatura corporal y otras funciones fisiológicas que reflejan la decadencia hormonal.

El exceso de estrógenos ambientales y la prescripción de más estrógenos y progestinas sintéticas puede provocar la estimulación y rápida multiplicación de las células (con frecuencia en los pechos y en los tejidos cervicales) y formar cánceres de origen hormonal. El doctor Ray Peat da otra explicación para esto: "La glándula del timo es el principal regulador del sistema inmunológico. El estrógeno hace que el timo se encoja, en tanto que la progesterona lo protege", y agrega que el exceso de estrógeno en realidad impide que la sangre se oxigene. Esto es importante, según el descubrimiento del doctor Otto Warburg de que "las células normales tienen reacciones cuya fuente de energía es el oxígeno, sin embargo, si las células no se oxigenan bien pueden formarse células cancerígenas". El cuerpo se satura, se desgasta con el desequilibrio resultante, y los sistemas inmunológico y circulatorio se debilitan.

En un importante estudio del que informó la Universidad Johns Hopkins en el *American Journal of Epidemiology*, primero que nada se midieron los niveles de estrógeno y de progesterona de las mujeres, a las que luego colocaron en uno de dos grupos para medir su susceptibilidad a algún cáncer. Los descubrimientos fueron muy interesantes:

> La prueba duró 40 años. Cuando se comparó al grupo "bajo en progesterona" con el grupo de "progesterona normal", se vio que las mujeres del grupo de progesterona baja tenían [aproximadamente] 51/2 veces más riesgo de contraer cáncer de mama.

Otro dato del estudio fue que los decesos por cualquier tipo de cáncer entre las participantes con "poca progesterona" aumentaron diez veces más que los de las participantes con "progesterona normal". ¡Estas debieran ser noticias de ocho columnas! Sin embargo, según el doctor John Lee, los importantes resultados de esta prueba no se difundieron para nada. ¿Por qué? ¿Pueden imaginarse los miles de mujeres que hubieran podido evitar el temido cáncer, e incluso las dificultades de la menopausia, mediante medidas preventivas naturales? En cambio, sus médicos les dieron pocas esperanzas y opciones, excepto los métodos radicales de la radiación, la quimio-terapia y la cirugía.

Existe un método mucho más sano y sencillo: equilibrar las hormonas para que el sistema de defensas del cuerpo detenga la enfermedad en sus inicios, antes de que progrese. Parece que la progesterona es la hormona que hay que elegir en la mayoría de las afecciones. Sin embargo, según algunos informes, si el suplemento de estrógeno parece inevitable, el estriol, en armonía con la progesterona natural, neutraliza cualquier exceso o corrige cualquier deficiencia de nuestras otras hormonas. ¿Es este equipo natural de reemplazo hormonal uno de los secretos para el cuidado de la salud mejor guardados? Tal vez, pero el doctor Ray Peat advierte que hay testimonios de que el estriol y otros fitoestrógenos pueden elevar peligrosamente la carga de estrógeno del cuerpo.

EL CÁNCER DE MAMA

¿Es un gran misterio que cada vez más mujeres sucumban al cáncer con gran rapidez? Basta mirar las estadísticas, que hablan por sí solas. El cáncer de mama es la principal causa de los decesos por cáncer entre las estadounidenses. Según *Morbidity and Mortality,* el informe publicado por los Centros de Control de Enfermedades, la incidencia de cáncer de mama aumentó un 52% entre 1950 y 1990; anualmente se diagnostican 90,000 casos nuevos, y 37,000 mujeres mueren de esta enfermedad cada año.

Si se hiciera tanta publicidad a la terapia natural de progesterona para prevenir el cáncer de mama como a la mamografía, las mujeres tendrían más oportunidades de aprender el verdadero significado de la prevención de esta enfermedad. En el caso de la progesterona, parece razonable pensar que lo que es bueno para el desarrollo y la salud del embrión (el predominio de la progesterona) también es un buen estabilizador para las mujeres, que sufren tantos cambios y tantas tensiones a lo largo de su vida. Para comprenderlo, analicemos la respuesta del doctor Lee a una pregunta que le hizo Ruth Sackman, presidenta de FACT (Fundación para el Desarrollo de la Terapia del Cáncer), durante una entrevista:

> Sabemos que una mujer que se embaraza varias veces está protegida
> contra el cáncer de mama. Sus múltiples embarazos son largos

periodos en los que la progesterona es la hormona predominante. Cuando la mujer da el pecho, sus ovarios no aumentan el estrógeno. De manera que si se suma el tiempo de los embarazos con el tiempo de amamantamiento, los pechos de la mujer están mucho más protegidos contra los efectos del estrógeno.

Por fortuna, el trabajo del doctor Lee con pacientes de cáncer que al mismo tiempo padecían osteoporosis, ha puesto los cimientos de la diferente manera en que enfrentarán la menopausia las mujeres de hoy.

Hace años que se escribe calladamente sobre las hormonas menos conocidas, pero no se ha divulgado lo que implican para la generalidad de las mujeres, que no tienen fácil acceso a las publicaciones médicas. Sin embargo, y por fortuna, el doctor Lee descubrió desde 1981 la importancia de las hormonas naturales. Durante más de 14 años observó los resultados de la terapia de progesterona en sus pacientes, sin que reapareciera uno solo de los cánceres. Al informarnos sobre estos salvadores descubrimientos suyos, el doctor Lee ha dado a las mujeres de todo el mundo el beneficio de su trabajo.

Los receptores de progesterona y el cáncer de mama

Puede que este sea el momento de hablar sobre un punto importantísimo. Muchas lectoras que han padecido cáncer de mama, que se han informado ellas mismas, y que ahora desean usar progesterona natural con la bendición de sus médicos, se van a topar con un conocido muro de piedra. Si a una paciente de cáncer le han hecho una biopsia de las mamas, lo más probable es que también le hayan hecho el examen estándar de los receptores de estrógeno y de progesterona. Esta prueba sirve para medir la cantidad de receptores hormonales que hay en las células del tumor, y entonces, teóricamente, saber si es prudente algún tratamiento hormonal. Si los resultados muestran que el número de receptores de progesterona es alto, la mayoría de los médicos no prescribe progesterona. No están seguros de cómo interpretar los resultados del examen.

Una paciente, tras obtener la misma respuesta de varios médicos, incluso de los más abiertos y receptivos, tomó la iniciativa de escribirle a la empresa de California que le había efectuado las pruebas, solicitando los cuadros médicos en que se había basado su evaluación. Resultó que los únicos artículos disponibles tenían más de diez años y su conclusión era que definitivamente se necesitaban más estudios. Con todo, el laboratorio aceptó que en las pruebas se emplearon *progestinas* sintéticas, con lo que uno se pregunta qué valor tenían en realidad. La ginecóloga de esta paciente se sorprendió mucho al enterarse de esto.

Obviamente ella no es la única, porque al doctor Lee le consultan sobre este dilema todo el tiempo. El doctor le escribió a esta señora: "Como en muchas otras situaciones de la vida, nos vemos obligados a tomar decisiones a pesar de que no lo sabemos todo... Nuestros conocimientos sobre la importancia del status de los receptores hormonales todavía son algo incompletos, [y] el propio procedimiento de la prueba se lleva a cabo con cierta incertidumbre. [...] Primero que nada, no podemos dar por hecho que todas las células de los tumores sean iguales".

El doctor Lee explica a las frustradas mujeres que los receptores de progesterona (RPg) "no se desarrollan en las células de las mamas (o en las células de los tumores) a menos que haya buenas cantidades de estrógeno. La presencia de un gran número de receptores tanto de estrógeno como de progesterona es una buena señal, ya que es más probable que las células de los tumores estén más diferenciadas que las células normales".

La función del estrógeno es aumentar la proliferación de las células; la de la progesterona, inducir su maduración y diferenciación. Por ello, dice el doctor Lee, "la presencia de receptores de progesterona permite la hipótesis de que al agregar progesterona las células tumorosas maduren más y se distingan más, haciéndolas menos malignas. Los autores de los documentos [sobre la prueba de los receptores de estrógeno y de progesterona] no toman en cuenta las diferentes funciones de las hormonas estudiadas".

De manera que el consejo del doctor Lee para los médicos con pacientes para cirugía por cáncer de mama es éste: "Con base en las pruebas que he visto, aunque haya lugares para los receptores de progesterona, estas pacientes son candidatas perfectas para usar progesterona... Esta es la única manera en que puede llegar a funcionar esta hormona. En cambio, si el lugar del estrógeno es positivo, no debe dárseles estrógeno, porque hace que las células se multipliquen. ¿Qué hace la progesterona? Que la célula deje de multiplicarse".

Según el doctor Lee, "Mi larga experiencia con el tratamiento de progesterona natural en pacientes con antecedentes de cáncer de mama tratadas sólo con cirugía, y el descubrimiento de que ninguna de ellas ha tenido recurrencias o metástasis posteriores, me hace pensar que la progesterona natural no aumenta el riesgo de estas pacientes... [y] probablemente las beneficia. Si el examen de receptores de progesterona sale negativo, la progesterona no afecta a la célula. Si muestra que hay buena cantidad de receptores de progesterona, el suplemento de progesterona hace menos nocivas las células tumorosas".

Y ahora examinemos algunas prácticas peligrosas relacionadas con la causa o con el tratamiento de cánceres de origen hormonal, y los factores que intervienen en ellas. Por una parte, tenemos los estrógenos ambientales y sintéticos y los estrógenos dañinos que pueden llegar a dominar el cuerpo (el doctor Lee está convencido de que los estrógenos son "la única causa de la enfermedad fibroquística de mamas [y] la única causa conocida del cáncer uterino"). Pero, por otra parte, para lograr el equilibrio, tenemos la progesterona que se obtiene de las plantas y los estrógenos que pueden resultar "benéficos", como el estriol y otras formas de origen vegetal. Sin embargo, lo que sigue es lo que tendremos que enfrentar si *no* se realiza una terapia natural de reemplazo hormonal.

LAS HISTERECTOMÍAS EVITABLES Y SUS SECUELAS

La deficiencia hormonal es un hecho que debemos enfrentar para comprender los problemas que pueden empezar en la edad reproductiva. La lenta disminución de la progesterona, que es una hormona esencial, es de por sí abrumadora, pero cuando deja de producirse de golpe puede ser devastadora. Una histerectomía en la cual se extirpan los ovarios puede crear toda una serie de problemas, como alteraciones de las suprarrenales y del páncreas (por ejemplo, diabetes) y otros efectos secundarios, incluyendo resequedad vaginal y bochornos repentinos.

En estos casos normalmente se prescribe estrógeno, pero, como comenta la doctora Lita Lee, "Esto es una dicotomía, ya que el exceso de estrógeno y la ausencia de progesterona, o ambas cosas juntas, están entre las principales causas de las histerectomías (sangrado excesivo, fibromas, endometriosis y cáncer). Mientras más investigaciones leo, menos me inclino a pensar que las mujeres necesiten suplementos de estrógeno, incluso después de la menopausia".

Si el médico prescribe estrógeno sintético, no pasa mucho tiempo antes de que surjan inevitablemente una o más de las siguientes alteraciones: cólicos abdominales, interrupción de la regla, coágulos, sensibilidad y crecimiento de las mamas, cistitis, hipertensión, endometriosis, afecciones de la vesícula, pérdida del cabello, niveles altos de grasas en la sangre, ictericia, depresión, náuseas y vómitos, sangrado vaginal constante, menor tolerancia a los carbohidratos, erupciones en la piel, coágulos en las piernas, aumento o pérdida de peso no deseados, e infecciones por hongos vaginales.

El médico que le prescribe estrógeno a cualquier mujer que sufre estas alteraciones en realidad la trata erróneamente en cuatro aspectos: (1) no la equilibra con progesterona; (2) a la larga, el estrógeno sintético puede provocarle problemas peores que los originales; (3) los síntomas se agudizan cuando se prescriben Provera y otras imitaciones de progesterona, y (4) todas las alteraciones acabadas de mencionar no sólo aceleran el proceso de envejecimiento, sino que crean un ambiente propicio para el cáncer.

Cuando aparecen estos síntomas, es necesario tomar medidas antes de llegar a una fase más grave, como la aparición de un tumor. Necesitamos observar y escuchar las "señales", armarnos con la información adecuada, y prepararnos para hacer cambios antes de que sea demasiado tarde. Las investigaciones muestran que en las posmenopáusicas que tienen tumores en los ovarios, ya sean benignos o malignos, se han encontrado niveles bajos de progesterona antes de la cirugía. ¿Qué nos dicen todos estos estudios? Parece que el uso de progesterona antes y después de la cirugía puede prepararnos para enfrentar la tensión y facilitar la recuperación.

LAS HORMONAS SINTÉTICAS CONTEMPORÁNEAS

Recientemente se ha hablado mucho de un fármaco llamado tamoxifeno, que es una hormona sintética, un "antiestrógeno no esteroidal" relacionado con la hormona cancerígena DES (estrógeno sintético), que se usa desde 1977 para tratar el cáncer avanzado de mama. Ahora se cree que tiene muchos y raros efectos secundarios, algunos de los cuales se parecen a los del estrógeno, que pueden favorecer el desarrollo de más tumores. No obstante, los médicos están pensando en usar el tamoxifeno para la terapia de reemplazo hormonal. En un estudio, casi la mitad de quienes recibieron tamoxifeno "se quejaron de efectos secundarios notables y constantes, como alteraciones vasomotoras y ginecológicas, entre otras".

Aparentemente, a las mujeres que participaron como voluntarias en las pruebas clínicas del tamoxifeno para atacar el cáncer de mama se les informó que se sabía por las estadísticas que había aumentado el riesgo de cáncer de endometrio. En febrero de 1996, la Agencia

Internacional para la Investigación del Cáncer, con sede en Lyon, Francia, y compuesta por científicos de diferentes países, decidió definitivamente, según los informes publicados, "que hay suficientes pruebas para considerar que el tamoxifeno es un cancerígeno humano que aumenta los riesgos de que las mujeres contraigan cáncer de endometrio, que es la membrana interior del útero".

También se ha relacionado al tamoxifeno con el cáncer de hígado, las enfermedades oculares y la depresión. El doctor Marcus Laux afirma que "¡Se habla de venderlo como *preventivo* a millones de mujeres, a pesar de sus graves riesgos! No asombra que el doctor John Lee diga que en otros países se considera que dar tamoxifeno a las posmenopáusicas es *otra de las gracias de los estadounidenses*".

Por supuesto, es imposible enterarse de todas las hormonas sintéticas y todos los fármacos nuevos que siguen aprobándose para el mercado de hoy. Por ejemplo, en el Apéndice B se enumeran algunos de los numerosos términos que se aplican a las progestinas y los estrógenos sintéticos. Por supuesto, hay que tener grandes precauciones cuando se toman estrógenos sintéticos o conjugados. En la información para el médico se describe así el Premarín, que es uno de los más recetados: "El Premarín está compuesto de estrogenosulfatos mezclados con el fin de representar la composición promedio del material derivado de la orina de yeguas preñadas* (Pre-mar-in).Contiene estrón, equilín, 17^a-estradiol, equilenina, y 17^a-dihidroequilenina." El doctor Marcus Laux dice que, en efecto, "El Premarín es el fármaco que más se vende en Estados Unidos", y que contiene aditivos sintéticos y "elementos estrogénicos exógenos... que consideramos peligrosos y que pueden producir cáncer".

De modo que ¿cómo pueden decir honradamente algunos médicos y farmacéuticos que el Premarín es natural? Los autores de *Women on Menopause* señalan que el Premarín "no puede ser natural para los seres humanos, aunque lo sea para los caballos". No debe

---

* N de la T: En inglés *Pregnant mare's urine*.

sorprendernos que con el tiempo veamos efectos secundarios e incluso crecimiento de tumores como reacción a los componentes sintéticos de este medicamento, para no mencionar su inevitable contribución a la carga excesiva de estrógeno.

Además tenemos las imitaciones de progesterona, como Provera (acetato de methoxyprogesterona), que tanto se receta. El doctor Majid Ali dice que esta progestina es "una molécula sintética que no armoniza con los ritmos hormonales naturales. De esta manera, introducirla junto con el Premarín es como echar más leña al fuego. De hecho, en la presentación de un seminario, el doctor Norman Shealey advierte que Provera y todas las progestinas bajan los niveles de DHEA, igual que el Premarín.

Cuando una paciente reacciona mal con uno de estos componentes, se le suspende el fármaco y en su lugar se prescribe cualquiera de sus sustitutos sintéticos. Siempre que uno surta su receta, debe pedirle al boticario la hojita que viene en la caja, que es para el médico y el paciente, y en la que aparecen claramente las advertencias y contraindicaciones referentes al fármaco. Véase el Apéndice B o consúltense el *Physicians' Desk Reference* y otros libros que se encuentren en las bibliotecas o las librerías.

ADVERTENCIAS SOBRE LAS HORMONAS SINTÉTICAS

Ahora las mujeres prestan más atención a las advertencias sobre los efectos secundarios no deseados. Les preocupan las reacciones que puedan tener a estos medicamentos, y buscan otras alternativas.

Para empezar, los médicos recetan el estrógeno sintético para muchas afecciones: cólicos, acné, reglas irregulares, control de la natalidad, esterilidad, menopausia, posmenopausia y osteoporosis. Hay que tener precauciones con todos los medicamentos; sin embargo, en el empaque del estrógeno las advertencias aparecen en letras tan pequeñas que es fácil que sólo podamos leer las primeras oraciones y las siguientes se nos borren. Con todo, es esencial leerlas.

Este es un ejemplo de lo que está escrito acerca de la hormona sintética Premarín:

> **Cáncer de endometrio.** Se ha informado que si se usan estrógenos en el periodo posmenopáusico durante más de un año, aumenta el riesgo de cáncer de endometrio (la membrana interna del útero). Las mujeres que toman estrógenos tienen alrededor de 5 a 10 veces más probabilidades de tener este cáncer que las que no los toman. Cuando los estrógenos se administran durante mucho tiempo, pueden provocar el desarrollo de otros tumores en animales, por ejemplo en las mamas, el cuello del útero, la vagina y el hígado.

El estrógeno permite la multiplicación de las células, y en niveles altos activa la formación de quistes y tumores. Respecto del Premarín, que es sintético, *The People's Pharmacy* informa que cinco de cada 14 mujeres a quienes se les receta para problemas de la menopausia corren más riesgo de contraer cáncer de la membrana uterina (carcinoma del endometrio). Y, por supuesto, mientras más tiempo toma uno estrógeno, mayor riesgo corre de contraer ese cáncer.

Los médicos con frecuencia recetan progestina con estrógeno, pero incluso entonces, como dice la "Información para el paciente" de los Laboratorios Mead Johnson:

> Entre los riesgos posibles están los efectos dañinos en las grasas de la sangre (especialmente la disminución del colesterol de las lipoproteínas de alta densidad o LAD, la grasa "benéfica" de la sangre, que protege contra el riesgo de cardiopatías), en el azúcar de la sangre (que puede empeorar la diabetes) y un posible aumento del cáncer de mama que puede estar relacionado con el uso prolongado de estrógeno.

Incluso si todo lo hacemos correctamente, evitando la radiación dañina y las hormonas sintéticas, el cuadro no está completo y no es probable que tengamos éxito en nuestro empeño de evitar las "enfermedades de la civilización" como el cáncer, a menos que adoptemos un modo de vida sano. Sólo cuando nuestro cuerpo recibe la nutrición adecuada, las sustancias como la progesterona pueden ejercer todo su impacto en nuestro sistema. Cualquier tratamiento para la prevención o el control del cáncer debe abarcar a toda la persona: su mente, su cuerpo y su espíritu. Debemos elegir proveedores de salud que traten de ayudarnos a recuperar nuestro equilibrio interno en los niveles más profundos, de manera que el cuerpo pueda curarse tal como está programado.

Un análisis más completo del cáncer, la nutrición y la mamografía queda fuera del alcance de este libro. Sin embargo, es de vital importancia que estemos conscientes de los peligros de practicar ciegamente los procedimientos alópatas comunes, sobre todo las mamografías. En particular, muchos de estos temas se tratan con todo detalle en *Cancer Therapy: The Independent Consumer's Guide to Non-toxic Treatment and Prevention,* del doctor Ralph Moss.

UNA MIRADA AL FUTURO

Al escuchar los relatos de enfermos "incurables", se destaca claramente el mérito de la prevención y se entiende que la verdad respecto a la salud viene dada por una serie de elecciones naturales. Con todo, diferentes estudios parecen demostrar que se necesitan más investigaciones, no sólo para las mujeres: también para los hombres. Como ejemplo, en *Choices in Healing* se describe un caso en el que a un hombre con cáncer en la próstata se le dieron los mejores tratamientos tradicionales, incluyendo la quimioterapia. Nada parecía servirle y se debilitó muchísimo. Sin embargo, su médico le prescribió terapia hormonal, con la cual se recuperó.

Esta historia es interesante, pero no me causó mucha impresión hasta un día en que charlaba con el dueño del restaurante vegetariano de mi localidad sobre los beneficios de los suplementos de hormonas naturales para las mujeres. Durante nuestra charla un señor nos escuchó y nos preguntó: "¿Puede ayudar la progesterona a los problemas de los hombres, igual que a los de las mujeres?"

Esta pregunta necesita una respuesta, sobre todo tomando en cuenta las estadísticas publicadas en *The Menopause Industry: How the Medical Establishment Exploits Women:*

> Se diagnosticó cáncer de la próstata a aproximadamente 132,000 varones en 1992, con un promedio relativo de supervivencia de cinco años para el 77.6% de los hombres blancos, y para el 79.3% de las mujeres blancas con cáncer de mama.

La autora Sandra Coney supone que el caudal de estrógenos ambientales en que estamos inmersas podría explicar "el aumento de cáncer de próstata de los varones, paralelo al aumento de cáncer de mama de las mujeres".

La mejor manera de responder la pregunta es citando una guía muy respetada y popular titulada *Alternative Medicine: The Definitive Guide*, cuyos capítulos fueron escritos por 350 destacados profesionistas y científicos de la salud. El libro presenta toda una variedad de tratamientos eficaces. Uno de los relatos personales, escrito por un médico, sería interesante para el señor que preguntó sobre la progesterona para los hombres:

> La aplicación tópica de progesterona natural puede ser benéfica para el tratamiento de enfermedades de la próstata. El doctor informa que trabajó con 12 varones casi octogenarios que sufrían de osteoporosis. Ha quedado claro que la progesterona natural, aplicada tópicamente, puede aliviar la osteoporosis. Por lo tanto, el médico sugirió que los hombres se dieran masaje con ella diariamente, hasta que la piel la absorbiera. Todos empezaron a sentir alivio de su padecimiento, y posteriormente llamaron al médico para decirle que, al cabo de tres meses... también orinaban mejor, tenían menos presión en las glándulas de la próstata, y sus micciones nocturnas habían disminuido notablemente.

El médico que trató a estos señores no quiso que se publicara su nombre. Prefirió permanecer en el anonimato para que no se le relacionara con alternativas de curación natural y para que no lo ridiculizaran aquellos de sus colegas que se apegan a las normas ortodoxas y sólo tratan a sus pacientes con fármacos. Lamentablemente, esta actitud constituye el mayor obstáculo para el gran número de pacientes que ansían que sus médicos les receten productos naturales.

Quizá cuando este médico se retire y ya no tema ser discriminado, escriba un libro para el gran número de varones que padecen crecimiento de la próstata, amén de sus desagradables síntomas. La buena noticia de que la progesterona natural (como también indicó el doctor Ray Peat) y los remedios herbolarios puedan remitir muchos padecimientos de la próstata sería un alivio para los diez millones de varones que sufren de impotencia en Estados Unidos, de los cuales sólo 200,000 pueden encontrar auténtica ayuda médica. Por cierto, parece que la protección que da la progesterona es el eslabón perdido de muchos problemas.

El doctor Shealy observa que las mujeres que tienen alrededor de 50 años no padecen deficiencias de estrógeno, sino de progesterona. Su teoría es que si las mujeres tienen deficiencias de progesterona, los hombres seguramente también la pierden con la edad. Como no encontró estudios efectuados en hombres, sino sólo en mujeres, empezó a recetar progesterona a sus pacientes más ancianos. Aparentemente, la DHEA de uno de sus pacientes se duplicó con la progesterona, su libido aumentó, y se sintió mejor que en muchos años. De hecho, el doctor Shealy descubrió que la DHEA de la mayoría de los hombres que usaron crema de progesterona natural aumentó notablemente (del 60 al 100%). Esta noticia es importante, pues parece que la DHEA estimula el metabolismo tanto de los hombres como de las mujeres, y además favorece el equilibrio de todo el sistema glandular. Decididamente, se necesita investigar más la relación que hay entre estas dos hormonas.

LA MELATONINA Y EL CÁNCER DE MAMA

Al hablar de las hormonas, debemos mencionar una que se ha vuelto popular en los periódicos, los programas de televisión, las revistas, las tiendas naturistas y las farmacias. Se ha informado que la melatonina, hormona secretada por la glándula pineal, frena la división celular y "bloquea el crecimiento de los tumores mamarios en los animales de laboratorio". Se sospecha que nuestro nivel de melatonina puede servir para la detección temprana de algunos tipos de cáncer, "ya que las mujeres con cáncer de mama con receptores de estrógenos positivos, y los hombres con cáncer de próstata dependiente de testosterona, tienen niveles de melatonina más bajos que quienes no padecen la enfermedad".

Unos ratones a los que se puso melatonina en el agua que bebían por la noche nunca tuvieron el cáncer terminal que suele afligir a su raza. Los ratones a los que no se administró melatonina perdieron la coordinación neuromuscular, vieron menguado el funcionamiento de sus defensas y de su tiroides, y murieron de cáncer.

Cuando se le preguntó al doctor Ray Peat sobre la melatonina, señaló que muchos de los estudios en realidad se habían efectuado con ratas y ratones, que son animales nocturnos, y expresó sus reservas porque cuando se dio melatonina a unos cerdos, cuyo sistema hormonal se parece más al de los humanos, se descubrió que baja los niveles de progesterona y de tiroides, y eleva los de estrógenos y prolactina.

Si usted decide tomar suplementos de melatonina, considere sus posibles efectos secundarios. Parece que el momento en que se usa es clave para impedir que el estrógeno suba peligrosamente. Los investigadores han descubierto que si la melatonina se inyecta por las mañanas estimula el crecimiento de los tumores. Sin embargo, cuando se administra por la tarde, retrasa la proliferación celular.

EMPLEO TERAPÉUTICO DE LOS ACEITES ESENCIALES

El doctor en naturopatía D. Gary Young dice que las esencias vegetales conocidas como aceites esenciales tienen propiedades regenerativas y estimulan las defensas. "Sus moléculas oxigenantes llevan eficazmente a las células tanto nutrientes como una multitud de potentes constituyentes químicos, y dan vida a las plantas: acaban con las infecciones, ayudan al crecimiento y estimulan la curación. Estos aceites son para las plantas lo que la sangre es para nuestro cuerpo".

Entre estos notables aceites que apoyan la vida se incluyen: el de lavanda (porque es curativo, alivia el estrés y la inflamación, mata los microorganismos patógenos, etcétera), el de limón (que fortalece el sistema de defensas, mata las bacterias, funciona como antídoto contra las toxinas, etcétera), el de menta (que mata parásitos, puede inhalarse para problemas respiratorios, etcétera), y el de ylang ylang (que es antiséptico, ataca las infecciones intestinales, ayuda en la hipertensión, etcétera) Se ha descubierto que los aceites esenciales de las siguientes plantas favorecen el equilibrio hormonal: el de bergamota, el de milenrama, el de salvia amara, el del hinojo y el del geranio, entre otros.

Como ejemplo de su aplicación terapéutica, la cinta educativa del doctor Young, *God's miracle oils,* hace una cita de la Associated Press sobre la prevención del cáncer mediante una combinación de frijoles de soya, aceite de lavanda y cáscara de naranja. El doctor Young menciona la posibilidad de combatir el cáncer con "pequeñas cantidades de aceite de lavanda, pues se ha demostrado que atacan el cáncer de mama de los animales". Para comprender mejor el poder curativo de los aceites esenciales, léase *A reference guide for essential oils* y *An introduction to young living essential oils and aromatherapy.* Véase el Apéndice E.

La potencia de las alternativas naturales

Cuando empecé a investigar los medios naturales para eliminar los elementos nocivos que se encontraban en mi cuerpo y neutralizar el ambiente tóxico que cada vez es más difícil evitar, sentí alivio al conocer a médicos que pensaban como yo, y que en vez de tratar los síntomas con medicamentos preferían prevenir la causa de la enfermedad. Me descubro ante ellos por pensar primero en las necesidades de los pacientes.

El doctor Stuart Berger aconseja que cuando elijamos un médico "evitemos los enérgicos tratamientos de nuestro sistema médico y su visión de la medicina, que se centra en la enfermedad, nos mantiene enfermos... y de hecho aumenta nuestro riesgo de contraer enfermedades." Los médicos, como cualquier otra persona, deben responder por sus actos. Sin embargo, también debemos tener la responsabilidad personal de mantenernos en sintonía con nuestro cuerpo y aprender sobre los sustitutos naturales de los medicamentos. Un fármaco puede ser esencial en los casos de enfermedades agudas, pero el uso prolongado de medicamentos que requieren prescripción suele ocultar la verdadera causa.

La doctora Lorraine Day acusa a la ciencia médica de tratar de culpar del cáncer y otras enfermedades a los genes, eludiendo nuestra responsabilidad. Ella afirma, y puedo apoyarla por mi experiencia personal, que los médicos con frecuencia le dicen a sus pacientes que pueden comer lo que deseen. La doctora comenta que deben saber muy poco sobre las terapias no tóxicas, que ofrecen menos posibilidades de ganancias y no reciben apoyo para los carísimos estudios que se requieren para que los apruebe la FDA, y la FDA y la Asociación Médica Americana ayudan a decidir qué aseguradoras pagan o no.

Reflexionemos un momento sobre las filosofías divergentes. Lo que decidamos para el cuidado de nuestra salud puede tener conclusiones totalmente diferentes: (1) Al ocultar los síntomas (evitando temporalmente la enfermedad y la cirugía mediante medicamentos) ponemos nuestra atención en la *enfermedad*. La causa de la enfermedad sigue enconada, pero dado que la medicación puede retrasar la necesidad de la cirugía inmediata, los médicos llaman a esto "prevención". (2) Al ayudar al cuerpo a evitar la enfermedad o a curarse mediante una buena nutrición y terapias naturales ponemos nuestra atención en la salud.

Debemos reconocer los abusos. Si alguno de nuestros ginecólogos pudiera tomar un poco de su propia medicina (piquetes innecesarios para las biopsias, histerectomías, mamografías, estrógenos o progestinas sintéticos y tóxicos, tamoxifeno, etc.), estaría más inclinado a respetar el derecho de la mujer a las alternativas naturales y estaría más interesado en saber qué daña al cuerpo y qué lo cura. Tal vez necesitemos ser nosotras, como pacientes que tienen que vivir con las enfermedades y con los efectos secundarios de los tratamientos farmacológicos, las que hagamos el cambio: ponernos en forma para sobrevivir. A nosotras nos corresponde cambiar la actitud del público hacia la salud y la enfermedad.

Con un poco de curiosidad y empeño, nosotras también podemos evitar los azares de algunas tecnologías modernas, y además impedir la pérdida de nuestra energía causada por el uso continuo de medicamentos tóxicos. El sufrimiento que resulta hoy de las muchas enfermedades provocadas por los fármacos es con frecuencia innecesario. Tanto nosotras como nuestras familias merecemos más y mejor.

El cuerpo humano tiene una tremenda capacidad de curación. La fuerza vital, una vez liberada, puede manifestarse en un grado de bienestar que muchos no imaginamos. Por supuesto, para aprender a dirigirla nosotras mismas necesitamos tiempo y perseverancia. Pero una vez que encontramos el profesionista adecuado con quien trabajar, descubrimos que *practicar lo que sabemos instintivamente que es verdad, es vivir de verdad*. Al luchar por lograr la sincronización armoniosa de los sistemas de nuestro cuerpo, hacemos que sus diferentes partes funcionen juntas para crear un todo más sano que desafíe las enfermedades.

Los consejos específicos sobre la terapia natural de reemplazo hormonal están en el capítulo 7, donde se informa cómo tomar buenas decisiones, cómo comprender la relación entre el médico y el paciente, y cómo comunicar con aplomo nuestras necesidades. En los Apéndices F (Información para el médico) y G (Fuentes de progesterona natural) se dan consejos de auto ayuda.

Parte III

Cómo cambiar decididamente nuestra manera de vivir

CAPÍTULO 6

LAS HORMONAS QUE OBTENEMOS DE LOS ALIMENTOS

Las personas debierían cuidar completamente su cuerpo... no por el cuerpo en sí,
sino para que el alma pueda actuar correctamente en el cuerpo sano y
tenga un órgano que la obedezca perfectamente.

Emanuel Swedenborg

Para emplear eficazmente los métodos de curación natural necesitamos modificar nuestros hábitos y disciplinarnos. Hubo un momento en el que me fue muy difícil efectuar este cambio en mi régimen de salud. En lugar de tomar medidas preventivas, me decía que no iba a tener problemas menopáusicos, y que si no pensaba en ello y sencillamente me mantenía ocupada, evitaría "el cambio". De manera que en lugar de encararlos y buscar otras soluciones, dejé que mis síntomas empeoraran. La tensión y el proceso de envejecimiento sencillamente se aceleraron. Yo no controlaba mi vida y, como era escéptica ante los remedios naturales, estaba pagando muy cara mi renuencia a enfrentar la transición. Pero poco a poco fui haciéndome más consciente de la prevención y de la necesidad de vivir de manera sana.

A las mujeres que pierden energía o empuje con el SPM les interesará la recomendación de la doctora Katharina Dalton, de tomar un bocadillo de carbohidratos complejos cada tres horas. De hecho, muchos nutriólogos "animan a quienes padecen esta pérdida de vitalidad a volverse una especie de *rumiantes* y comer con intervalos frecuentes, y a no hacer sólo tres comidas fuertes al día", y señalan que los alimentos que contienen féculas, como el arroz, la avena, las papas, el centeno o el maíz impiden "que se libere adrenalina cuando el nivel de glucosa en la sangre es bajo*".

Es muy interesante que algunos de estos mismos alimentos se consideren fuentes de progesterona en *Modern Pharmacognosy*: "En algunas plantas, como los hongos, el arroz, el trigo, la col y las papas, se encuentran pequeñas cantidades". El doctor John Lee afirma que "en las culturas con dietas ricas en todo tipo de verduras frescas no hay deficiencia de progesterona... Muchas plantas (más de 5,000 conocidas) producen esteroles progestogénicos". En cuanto a la actividad estrogénica, se relaciona con productos de soya como el tofu, los frijoles y la leche de soya, la alfalfa, el orozuz, las granadas y los frijoles cocidos". Quienes deseen limitar su ingestión de estrógeno pueden encontrar útil esta información. Los productos de soya fermentada, como el miso y la salsa de soya, proporcionan niveles más bajos de estrógeno.

Los investigadores estadounidenses y finlandeses informan que "las japonesas que comen cerca de dos onzas de productos de soya al día tienen menos síntomas menopáusicos que las occidentales. El ingrediente activo, que es el isoflavonoide, estimula la actividad estrogénica de la soya". Las asiáticas que comen frijoles de soya, tofu (queso de soya) y miso (pasta de soya), también tienen índices más bajos de cardiopatías, cáncer y osteoporosis. Si bien existe la teoría de que esto puede tener una conexión, intervienen muchas otras costumbres y factores alimenticios.

El doctor John Lee ofrece la explicación de que si bien los fitoestrógenos elaborados por las plantas, como los frijoles de soya,

---

* Esto no se aplica a quienes tienen propensión a la diabetes. El doctor Raymond Peat recomienda una dieta baja en féculas para evitar el azúcar elevada en la sangre, la producción excesiva de insulina y de grasas, la muerte de las células, y las alergias.

pueden ser más débiles que los estrógenos que produce el cuerpo humano, sus efectos estrogénicos son parecidos, y afirma que ocupan los receptores de la mujer, y de esta manera impiden que tenga un exceso de sus propios estrógenos, que son más potentes, y que de otra manera estimularían excesivamente sus tejidos y favorecerían los cambios cancerígenos. El doctor Julian Whitaker afirma que cuando se llenan estos receptores, "las formas dañinas de estrógeno no tienen lugar que ocupar, y así no pueden activar sus mecanismos promotores de cáncer".

El doctor Marcus Laux, refiriéndose al trabajo de un líder en el campo de la investigación sobre fitoestrógenos, da una explicación parecida de por qué la soya puede ser valiosa para las menopáusicas. Por su parte, el doctor Herman Adlercreutz encontró que "los efectos estrogénicos de los alimentos de soya pueden atribuirse a los isoflavones (fitoestrógenos) que contienen. Cuando uno come productos de soya con regularidad, tiene niveles altos de isoflavones. Estos fitoestrógenos de la soya se unen a los receptores de estrógeno, que de otra manera permanecerían vacíos porque la producción de estrógenos del cuerpo ha bajado.

¿QUÉ PRODUCTOS DE SOYA DEBEMOS PREFERIR?

Cada persona tiene diferentes necesidades, así que hay que tomar las decisiones relativas a la salud y la dieta con conocimiento de causa. En *Health Freedom News* apareció un excelente tratado sobre los productos de soya en el que se argumenta que sólo los productos *fermentados de soya*, como el miso, el tempe y la salsa de soya o tamari son digeribles e inocuos, porque la fermentación reduce los potentes inhibidores de enzimas de los frijoles de soya (que interfieren con la digestión de las proteínas) que favorecen los coágulos y el ácido fítico. Los fitatos bloquean la absorción intestinal de los minerales esenciales (sobre todo del zinc) y de la soya más que de cualquier otro cereal o legumbre. Los productos "precipitados" de soya, como el tofu, tienen este efecto especialmente cuando no se acompañan de un poco de proteína de carne o de pescado. Por lo tanto, es prudente limitarse a los productos fermentados.

Muchos de los problemas que causan los productos de soya no fermentados se deben a su procesamiento. Se ha demostrado que la proteína vegetal texturizada, que se obtiene mediante una alta temperatura y la extrusión por alta presión, daña los órganos vitales de los animales. Los ácidos grasos de los frijoles de soya sometidos a alto calor y alta presión se pudren fácilmente; además, el aceite de soya no puede extraerse sin utilizar solventes muy dañinos, algunos de los cuales permanecen en el producto final. Los frijoles de soya también aparecen en la lista de *Nutrition for Women* como uno de los alimentos que inhiben la función de la tiroides.

La leche de soya puede ser muy alergénica; por otra parte, carece de las vitaminas naturales y el colesterol necesarios. Se trata de una proteína incompleta y desnaturalizada que puede estar contaminada químicamente. Además, la fórmula de soya para bebés contiene muchos aditivos; algunos investigadores hacen hincapié en la necesidad de estudiar los pros y los contras de alimentar a los bebés y los niños, a veces durante años, con una sustancia de la que se sabe que tiene propiedades estrogénicas. ¿Cuál es la solución más natural? La leche de la madre, mejorada gracias a la terapia de progesterona. Pero si no es posible amamantar al bebé, en casa pueden prepararse fórmulas con una base de caldo o con leche cruda entera y orgánica (véase el Apéndice C).

LAS PLANTAS QUE SON BUENAS PARA NUESTRAS HORMONAS

El mundo vegetal nos proporciona alimentos y medicamentos. Con las plantas se preparan desde tés hasta cápsulas, y pueden servirnos para casi cualquier malestar o síntoma. Se han escrito muchos libros que nos indican la dosis que hay que tomar y para qué enfermedad. Pasaremos lista brevemente a las plantas que sirven para problemas menopáusicos. Con todo, es importante recordar que las hierbas son potentes, y que algunas pueden ser peligrosas si se combinan con medicamentos de prescripción forzosa, o si se consumen en exceso. Antes de decidir qué plantas tomar, hay que consultar a un herbolario reconocido.

Algunos amigos queridos me regalaron un libro sobre plantas que indica las cualidades estrogénicas naturales de la damiana para aliviar los bochornos, y del cardo santo y el palmito serrado para otras afecciones femeninas. El médico naturista Marcus Laux incluye en esta lista de plantas con actividad en los receptores de estrógenos el dong quai, la alfalfa, la hierba sonajero, el hinojo, el anís, la semilla de linaza, la romaza amarilla, el lúpulo, el ajonjolí, el ajo, la col, las aceitunas, y muchas clases de frijoles tanto frescos como secos.

En *The Herb Lady's Notebook* se hace hincapié en que la progesterona es la hormona más importante a la hora de equilibrar la tiroides y todo el sistema glandular. La actividad suprarrenal resulta especialmente afectada. Las plantas con cualidades progesterónicas son la zarzaparrilla, el ginseng, la raíz de orozuz, la sanguinaria, el trébol rojo, la mandrágora, las hojas de ortiga, la nuez moscada, la damiana, la cúrcuma, la salvia, el orégano, el tomillo, y la raíz de unicornio. El doctor John Lee señala que el dong quai y el hinojo tienen sustancias activas tanto progestogénicas como estrogénicas.

Por su parte, el doctor Julian Whitaker señala que la agripalma o cardiaca, la manzanilla, y el agnocasto son buenos relajantes del sistema nervioso y reducen los bochornos, los sudores nocturnos y las palpitaciones. Además, la paja de la avena y la hierba sonajero dan tono muscular y son tónicos uterinos. La escutelaria se recomienda para los cólicos y los espasmos musculares, la falta de energía y la depresión ligera; para aliviar la resequedad vaginal, el orozuz, el ñame silvestre, y el ranúnculo o botón de oro. También hay lubricantes tópicos, como la caléndula y la vitamina E.

El doctor Jesse Hanley indica que las mujeres, al no obtener de la medicina alópata la ayuda que necesitan, están experimentando con tratamientos herbolarios que ellas mismas se preparan y advierte que, aunque algunas plantas estrogénicas pueden aliviar nuestros síntomas, también pueden aumentar el riesgo de padecer fibromas, tumores y cánceres, y por ello nos aconseja: "Asegúrense de que sus fórmulas contienen hierbas precursoras de la progesterona, como la zarzaparilla y el agnocasto (*Vitex agnus cassus*). (Por cierto, la zarzaparilla también es precursora de la testosterona.) También el farmacobiólogo James Jamieson insiste en la importancia de equilibrar las hierbas estrogénicas con una fuente natural de progesterona.

LAS VITAMINAS DEL COMPLEJO B

La importancia de las vitaminas B me quedó clara cuando leí el descubrimiento del doctor Carlton Fredericks, de que el complejo B ayuda a convertir los estrógenos, como el estradiol, en estriol, para que el cuerpo los excrete. Esto puede ser todavía más importante para las mujeres que corren riesgo de cáncer. Como dice el doctor Richard Passwater: "Las pacientes con cáncer de mama tienen niveles de estriol inferiores a los normales" (véase el capítulo 5). Por ello, si se toma complejo B diariamente desde la adolescencia, se puede activar este proceso de conversión.

Esto lo confirmó el doctor Fredericks, quien encontró que el cáncer está conectado con la deficiencia de complejo B (especialmente el ácido fólico) y de las vitaminas C, E y A: "Las vitaminas del complejo B ayudan a que el hígado regule el nivel de estrógeno. [...] El control del estrógeno es un proceso de la nutrición... No se logra recetando más estrógeno. [...] El complejo vitamínico B evita el exceso de actividad del estrógeno, ya sea del recetado para la menopausia o para el control de la natalidad, o del producido por los propios ovarios de la mujer... Este complejo ayuda a contrarrestar los efectos de los niveles altos de estrógeno que el hígado no ha desintoxicado".

Cuando tomemos una vitamina B, debemos recordar que todas las vitaminas de este complejo funcionan juntas, y que cada una necesita a las demás. En general, casi todos necesitamos un suplemento de complejo B, porque estas vitaminas suelen perderse al procesarse los alimentos. En su libro *Guide to Women's Nutrition: Dietary Advice for Women of All Ages*, el doctor Fredericks declara que la vitamina B_6 puede estimular la progesterona, y que en *cantidades moderadas* puede ser útil para las mujeres que tienen coágulos y retienen agua. Además, señala que "una mujer que toma píldoras para el control de la natalidad adquiere deficiencia de vitamina B_6 y después deficiencia de ácido fólico". En este caso, la vitamina B_6 puede contrarrestar "los efectos negativos de la píldora para el control de la natalidad... La vitamina B_6 también ayuda a las mujeres a atacar la tendencia a retener agua, sobre todo durante la semana premenstrual, y a controlar el acné premenstrual. [...] Con la vitamina B_6 se puede estimular la producción de una cantidad segura de progesterona, que es decisiva para controlar el estrógeno".

Además, según Gail Sheehy en *The Silent Passage*, a las mujeres que padecen agotamiento puede ayudarles tomar progesterona con vitamina B_6. En cuanto a los alimentos que contienen esta vitamina, el doctor Fredericks menciona "hígado de res, pescado fresco, plátanos, col, aguacate, cacahuate, nueces, pasas, ciruelas, y cereales".

TRATAMIENTO NATURAL DE LA ANEMIA

En algunos casos, las píldoras de hierro intensifican la anemia "o incluso la causan", advierte el doctor Peat, señalando que "antes de darle píldoras de hierro a una mujer, conviene pensar en el papel de la vitamina E en la anemia". Es más seguro vigilar nuestra dieta que tomar sales de hierro, que destruyen la vitamina E. La acumulación de hierro puede producir inflamación, calcificación, cáncer, e impedir la síntesis de la progesterona. Para quien padezca deficiencia de hierro, sus fuentes naturales son las carnes rojas, el hígado, los huevos, el salvado y el germen de trigo, la avena, el arroz moreno, las pasitas, los orejones, las ciruelas, los dátiles, las manzanas, los plátanos, las cerezas, las uvas, las naranjas, el perejil, las zanahorias, el apio, las cebollas y la melaza prieta.

El doctor Peat también hace la interesante observación de que lo más frecuente es que la anemia sea un problema tiroidal y estrogénico, relacionado directamente con la temperatura de los huesos largos, pues los glóbulos rojos se forman en la médula ósea. De esta manera, la solución, además de usar ropa caliente, puede ser el apoyo de la tiroides, que interviene en la regulación de la temperatura.

EL TRÍO DINÁMICO:
LAS VITAMINAS A Y E, Y LA PROGESTERONA

En la *Guide to Women's Nutrition,* el doctor Frederick proporciona información que podemos compartir con nuestro médico, si éste se muestra escéptico sobre el uso de la vitamina E para los problemas del SPM. Hay que mencionarle que el *Journal of the American Medical Association* (por el que, como dice el doctor Fredericks, "es probable que el médico ortodoxo sienta reverencia, si no estremecimiento") señala que la vitamina E, en dosis de 150 a 600 unidades diarias, disminuye los estallidos y cambios de humor menstruales, la ansiedad, las jaquecas, la fatiga, la opresión del corazón y los mareos.

Si durante una emergencia no se consigue rápidamente la progesterona natural, podemos emplear temporalmente vitaminas, que también ayudan a equilibrar los niveles de estrógeno, especialmente las vitaminas A y E. De hecho, el doctor Ray Peat dice que la vitamina A y el ácido pantoténico (vitamina B_5) "favorecen la síntesis de la progesterona natural", y agrega que tanto la vitamina E como la progesterona aumentan la cantidad de oxígeno del útero.

La vitamina E elimina varios padecimientos de la menopausia, como los bochornos y los problemas emocionales. En el libro

Cancer and Its Nutritional Therapies, el doctor Richard Passwater informa que "muchos médicos emplean con éxito la vitamina E para desaparecer los quistes fibrosos".

En cuanto a la vitamina A, desde 1925 los investigadores reconocieron la relación entre la deficiencia de vitamina A y el cáncer. En *Cancer and Its Nutritional Therapies* se habla de los estudios efectuados por el doctor Harold Manner, de la Universidad Loyola de Chicago, en los cuales "la vitamina A fue esencial para *curar* el cáncer de mama de las ratas". El doctor Manner también cita pruebas de laboratorio de que "los cánceres mamarios, de los pulmones, y los tumores de la piel, pueden curarse con vitamina A". Esta vitamina "revirtió los efectos de los carcinogenes de los cultivos de tejidos de la próstata de unos ratones". El doctor Ray Peat corrobora que "la vitamina A protege de los efectos de los estrógenos, incluyendo el cáncer, a algunos tejidos, como los de los pechos, los pulmones, y los tumores de la piel, y por lo general protege de los estrógenos, aumentando la progesterona".

La vitamina E y la riboflavina (vitamina B_2, necesaria para la formación de la sangre) remiten los bochornos y los problemas graves del SPM, y una crema que combina las vitaminas E y A ha tenido éxito en gran número de mujeres con atrofia vaginal.

AGUA SOLA: LA MEJOR MEDICINA

En *Your Body's Many Cries for Water* se recalca la importancia de consumir mucha agua. Su autor, el doctor Batmanghelidj, explica de manera científica por qué muchas veces las enfermedades importantes se deben sencillamente a la deshidratación crónica y prolongada. El agua que bebemos equilibra el volumen celular del cuerpo, y el resultado es una actividad celular más eficaz. Cuando el cuerpo está hidratado, las proteínas y las enzimas funcionan mucho mejor. El doctor Batmanghelidj dice: "El daño ocurre cuando hay un nivel de deshidratación persistente en el que no siempre se presenta la *señal de la boca seca*". De esta manera, nuestras células se afectan si sólo bebemos cuando tenemos sed.

De particular y decisivo interés para las mujeres es el papel de la deshidratación crónica en el desarrollo del cáncer de mama. El doctor Batmanghelidj explica que la tensión que se crea "aumenta la secreción de una hormona llamada prolactina, que en ocasiones puede hacer que el tejido del pecho se vuelva canceroso... De la misma manera, la deshidratación altera el equilibrio de los aminoá-cidos y permite más errores del ADN al dividirse las células. El doctor Batmanghelidj dice que la deshidratación también afecta el sistema inmunológico, al hacer que nuestras células defensivas sean menos activas.

El doctor Batmanghelidj explica: "Las mamas son órganos que secretan agua. No importa si se está amamantando a un bebé o no. El pecho tiene que estar preparado para cumplir con el papel para el que está destinado. Si una mujer ya tiene cáncer de mama, beber mucha agua la ayudará a eliminar las toxinas, además de cualquier terapia que siga. Si no tiene cáncer, o quiere impedir que surja una metástasis, es urgente que beba mucha agua. En caso contrario, sus mamas pueden resultar terriblemente afectadas debido a su singular función de proporcionar fluidos".

El doctor Batmanghelidj señala que el agua "permite que las células aprovechen mejor las hormonas debido a su acción sobre los receptores de las membranas de las células, y recalca la necesidad de evitar bebidas cafeinadas, o bien de compensar su acción diurética, y también la necesidad de consumir la cantidad adecuada de sal, para retener el agua necesaria en nuestras células.

EL CUERPO NECESITA COLESTEROL BENÉFICO

Hablemos ahora del colesterol benéfico de nuestro cuerpo. El doctor John Lee dice que este colesterol nos interesa principalmente cuando se *oxida*. En realidad es el precursor de la progesterona, el estrógeno, la DHEA, y otras hormonas. El farmacobiólogo Wallace L. Simons, de *Women's International Pharmacy*, dice que nos han hecho tragarnos toda una sarta de mentiras sobre el colesterol. En tanto consumamos muchos antioxidantes, no debemos tener ningún problema; en parte, la aterioesclerosis se presenta cuando se permite que las "grasas malas" se transformen en radicales libres.

Nos dicen que no comamos muchos alimentos para evitar los problemas del colesterol; sin embargo, es posible que erróneamente nos aparten de alimentos importantes para reducir el contenido de grasas de nuestra dieta. Un ejemplo de esto se ve en un interesante estudio efectuado en Dinamarca referente a la inclusión de huevos en nuestra dieta. El doctor Earl Mindell nos proporciona información vital: "Cuando a 21 adultos sanos cuyas edades estaban entre los 23 y los 52 años se les dieron diariamente dos huevos cocidos (no fritos) además de su dieta acostumbrada, el colesterol *benéfico* de la sangre subió el 10%, en tanto que el total del colesterol de su sangre sólo subió 4% después de seis semanas". Parece que el consumo moderado de huevos puede ser bastante provechoso en lo que a problemas de colesterol se refiere. En este análisis de las hormonas es para nosotros de gran interés la afirmación que hace el doctor Pay Peat en su libro *Nutrition for Women*, de que incluir huevos e hígado en la dieta favorece la formación de progesterona.

También debemos saber que es mejor consumir mantequilla en vez de margarina, que es un producto artificial cuyos aceites parcialmente endurecidos pueden ser tóxicos y afectar las arterias del sistema autoinmune. Las vitaminas A y D de la mantequilla "son esenciales para la adecuada absorción del calcio, y por ello son necesarias para tener huesos y dientes fuertes. La mantequilla también es una excelente fuente de una forma de yodo que se absorbe muy bien y que ayuda al buen funcionamiento de la glándula tiroides. Su lecitina ayuda a asimilar y metabolizar los elementos de la grasa, como el colesterol, y es rica en antioxidantes, incluyendo el selenio y las vitaminas A y E. También el colesterol es antioxidante. Tanto la vitamina A como los ácidos grasos de cadena corta e intermedia que se encuentran en la mantequilla son valiosos para nuestro sistema de defensas, y sus lípidos protegen nuestra salud gastrointestinal. Dado que estos ácidos grasos se queman para obtener energía de inmediato, y no se almacenan en el tejido graso, *Health Freedom News* declara que: "La idea de que la mantequilla provoca el aumento de peso es lamentablemente errónea".

LAS HORMONAS, LOS ÁCIDOS GRASOS, Y LAS LIPOPROTEÍNAS

Por supuesto, necesitamos tener cuidado con las grasas de nuestra dieta. Una moda sigue a otra, y estamos a merced de los equipos de relaciones públicas y de los periodistas que con frecuencia no analizan la información científica. Este asunto es de verdad importante, ya que no sólo se relaciona con el control del peso, las cardiopatías y el cáncer, sino también con la formación de nuestras hormonas esteroides, incluyendo la progesterona.

Sin embargo, se efectúan numerosos e interesantes estudios sobre las grasas, los aceites, y su efecto en nuestra salud, pero no se incluye en ellos toda la información.

El doctor Ray Peat ha llevado a cabo un amplio estudio de, lo que él llama, "la historia de la investigación sobre los efectos de las grasas de la dieta", e informa que cuando el nivel de colesterol LBD (el que supuestamente es perjudicial) es demasiado bajo, puede que el cuerpo no produzca la progesterona necesaria.

Con base en su amplia investigación, el doctor Peat impugna algunas de las premisas sobre los "ácidos grasos esenciales", que, según él, se originaron al malinterpretar algunas pruebas efectuadas en ratas, en la década de 1930. En realidad, afirma, "ahora se sabe que las grasas poliinsaturadas interfieren con la hormona tiroides casi de todas las maneras imaginables", y activan enérgicamente el estrógeno. El doctor Peat recalca que con el consumo excesivo de estas grasas se desarrollan enfermedades degenerativas como el cáncer, la diabetes, las cardiopatías, la artritis, la osteoporosis y las enfermedades de los tejidos conectivos.

El doctor Peat ha descubierto algo que es igualmente impresionante y emocionante, porque permite revertir estos terribles efectos, y es que el tan vilipendiado aceite de coco es parte de la solución. Por desgracia, este producto actualmente no goza del favor del público, debido a estudios que no se efectuaron científicamente, y a la "prensa mala" e inexacta.

El doctor Peat explica: "Los ácidos grasos del aceite de coco, que se oxidan fácilmente, ya sean de cadena corta o intermedia, son una fuente de energía que protege a nuestros tejidos de los efectos inhibidores y tóxicos de los ácidos grasos insaturados y reduce sus efectos antitiróidicos". Este aceite contiene ácido láurico, que fortalece las defensas, y que también se encuentra en la leche materna. Por estas razones, al usarlo con regularidad evitamos enfermedades y el envejecimiento prematuro. El doctor Peat recomienda una onza diaria aproximadamente. Puede usarse para aderezar ensaladas, mezclado con aceite de oliva, vinagre de cidra y sal.

Un beneficio extra es que se sabe que al aumentar la función metabólica por medio de la tiroides, a pesar de que el aceite de coco es una grasa, se pierde peso de manera impresionante. En realidad, los campesinos, que pensaron que sería una manera barata de engordar sus animales, descubrieron que tenía precisamente el efecto contrario.

En algunas áreas, los abarroteros mayoristas pueden conseguir aceite de coco a precio muy bajo. El "fundido de 76 grados" es un producto natural mejor que el aceite refinado que se vende para uso externo en algunas tiendas naturistas. También puede conseguirse donde venden hierbas, o en los mercados y restaurantes étnicos.

En cuanto a los demás aceites, estamos en nuestro derecho de sentirnos confundidas. Por supuesto, algunos son mejores que otros. En especial, los ácidos grasos omega-3 (que se encuentran en peces de aguas profundas, como el salmón, la macarela, el atún, el sábalo, el arenque, el bacalao, el abadejo y las sardinas) y los aceites con una alta proporción de monoinsaturados (el aceite extravirgen de oliva, el de canola, el de linaza, y el de girasol, o el de azafrán, que es altamente oléico) han recibido muy buena publicidad por su supuesta habilidad para aumentar la función defensiva y reducir el colesterol LBD. También se habla mucho de los aceites grasos "esenciales" del hígado de bacalao, la hierba de burro y el casis, así como de fuentes nutritivas como las nueces, las semillas de calabaza y el aguacate.

Se han publicado maravillas sobre el aceite de linaza para el tratamiento del cáncer. Sería fabuloso que fueran ciertas. Pero ¿cuánta de esta información ha sido propagada por los fabricantes de productos de linaza? El doctor Paavo Airola nos advirtió sobre la facilidad con que este aceite se arrancia, y el doctor Peat cree que es el aceite más cancerígeno. De manera que si uno decide incluir este producto en su dieta, debe consumirlo muy fresco, refrigerarlo, y protegerlo de la luz. Además, hay que tomar muchos antioxidantes, sobre todo vitamina E, para contrarrestar sus posibles efectos adversos. Conviene estar pendientes de las controversias y ser moderadas en todo. Todavía nos queda mucho por aprender.

LA LUCHA POR LA CURACIÓN NATURAL: UNA BATALLA QUE NO PODEMOS PERDER

Mientras mejor comprendamos lo que el cuerpo necesita, más podremos apoyar su función innata de utilizar los alimentos naturales para limpiar y regenerar los tejidos. Al elegir de entre los muchos tratamientos para el cuidado de la salud aquellos que satisfacen nuestras necesidades particulares, podemos transformar nuestra enfermedad en vitalidad. De manera que, antes de pensar en otro medicamento para un padecimiento que todavía se está fra-

guando, ¿por qué no aprovechar las formas de curar sin adultera-
ción, que son suaves, y sin embargo tienen la fuerza para tratar la
causa de la enfermedad? La naturaleza nos ofrece sustancias curativas
que nos ayudarán a tener la máxima energía y nos harán más
resistentes ante la tensión ambiental. Si hacemos un esfuerzo personal tan importante, la influencia no se limitará a nuestra salud física.

CAPÍTULO 7

CÓMO PLANEAR
UN TRATAMIENTO PERSONAL

*Necesitan tomar cartas en el asunto... No pueden esperar que sus médicos
se hagan cargo de todos sus problemas y los resuelvan.
Las iniciales D.M significan Doctor en Medicina, no Dios de la Medicina.*

Dr. Christian Northrop

La mejor manera de evitar la "crisis de la edad madura" que experimentan muchas mujeres, bien puede consistir en tener una visión más sana de la salud. Esto implica aprender sobre las terapias naturales que tantos desconocen, y que le devuelven al cuerpo su equilibrio. Al mirar el pasado me pregunto por qué no me di antes el tiempo para informarme sobre el cuidado alternativo de la salud. Justificándome, me digo que era mucho más fácil dejar que el médico tomara todas las decisiones. ¡Es fácil depender de los consejos de los demás, sobre todo cuando estamos enfermas y cansadas! Por desgracia, esa actitud no es sensata, como podemos atestiguarlo muchas de nosotras.

Sin embargo, al desconocer nuestras opciones, aceptamos, en gran medida basándonos tan sólo en la fe, el tratamiento médico que esté de moda. Lo peor es que sus múltiples efectos secundarios nos obligan con frecuencia a enfrentar después las afecciones que se tratan siempre con biopsias, mastectomías, histerectomías y fármacos. Vivimos años de confusión preguntándonos a dónde dirigirnos.

En retrospectiva, me doy cuenta de la imprudencia de haber confiando a ciegas en el tratamiento médico que se aplica a todo el mundo (en este caso, el tratamiento de hormonas sintéticas), cuando cada uno de los médicos que consulté me dio un diagnóstico diferente. Parecía que había tantos puntos de vista como médicos. A la larga aprendí que en gran medida lo que saben de los fármacos es lo que les informan los laboratorios farmacéuticos y los vendedores que promueven determinados productos. Así pues, la esperanza de cura del paciente depende del fármaco o la hormona que se estén promoviendo cuando le den su receta.

A algunos médicos les enseñan que el estrógeno es la única hormona necesaria para el tratamiento de la osteoporosis, y cuando la paciente pregunta sobre las advertencias que aparecen en el empaque del estrógeno o de la progestina, recibe este consejo: "No se preocupe. Recuerde, esta hormona le hará más bien que mal". Después de mi entrevista con el ginecólogo, el internista, o el endocrinólogo del momento, siempre regresaba a casa con la misma frustración y los mismos temores, preguntándome por qué nunca hablábamos abiertamente del "mal" que podían causarme los medicamentos.

LA ACEPTACIÓN CIEGA

Debido a mi confianza en ese sistema pasé muy malos ratos durante los primeros años de mi menopausia. Sin embargo, esto no fue nada comparado con el suplicio de las mujeres que conocí, y que habían seguido el tratamiento de hormonas sintéticas durante décadas. Al principio, algunas habían experimentado un gran alivio cuando les recetaron estrógeno. Sin embargo, con el paso del tiempo empezaron a surgir complicaciones. A pesar de todo, decidieron soportar la retención de líquidos, el aumento de peso y otros problemas, pensando que eso era mejor que soportar los problemas de la menopausia. ¡Qué lástima, porque estas reacciones a la terapia de hormonas sintéticas son el grito de auxilio del cuerpo para que la suspendamos, y por las mejores razones!

No obstante, muchas seguimos consultando a los médicos ortodoxos. Si bien sus procesos son costosos y tardados, los aceptamos porque necesitamos ayuda. Debemos preguntarnos hasta cuándo durará este sistema de dependencia, caos, y a veces intimidación. Gayl Sheehy, expresando el desaliento que le provoca a muchas mujeres la terapia de hormonas sintéticas, habla de Germaine Greer, quien "adecuadamente culpa al mundo médico de conspirar para que las mujeres dependan de píldoras y parches a los que lamentablemente se les hacen pruebas insuficientes". Y nosotras preguntamos ¿por qué sucede esto, cuando se supone que la investigación médica es infalible? Podemos encontrar la respuesta examinando de dónde provienen las ganancias. Como vimos, un compuesto comercial sintetizado que requiere receta médica para venderse tiene en el mercado un valor mucho más alto que su equivalente natural sin mencionar que no tiene la misma acción y que con frecuencia provoca reacciones tóxicas. En *Physicians' Desk Reference* se enumeran los muchos y con frecuencia graves efectos secundarios. Pero, si no los conocemos, podemos salir del consultorio médico exasperadas de nuevo, sintiéndonos cada vez más frustradas.

Me parece verdaderamente necesario que las mujeres estén más conscientes de las barreras y la incompetencia que se levantan contra su salud. Al buscar el camino menos trillado, seremos más las que nos demos cuenta de que ya se ha encontrado el remedio que hemos estado esperando, y que muchos médicos y pacientes lo utilizan. Esta información se descubrió desde 1930, por lo que me entristece que no todas las mujeres estén enteradas de la terapia de hormonas naturales. Debieran darnos la oportunidad de probar primero un producto natural del que se ha demostrado que alivia los males persistentes sin causar efectos secundarios. En cambio, se prescriben componentes sintéticos que nos complican la vida que es tensa de por sí.

Los espectros de la histerectomía, la endometriosis, la osteoporosis y el cáncer de mama o el cáncer cérvico-uterino ya no tienen que cernirse sobre nuestras vidas. El mal-estar del cuerpo, la mente y el espíritu puede ser cosa del pasado si nos interesamos en la prevención: una buena dieta, ejercicio, y suplementos de hormonas naturales. Una vez que experimentamos nosotras mismas los impresionantes resultados, sentiremos el apremio de difundir la buena noticia sobre la terapia hormonal natural y de luchar por nuestra salud y nuestro bienestar.

Al escuchar la sabiduría de nuestro propio cuerpo y aprovechar las herramientas de evaluación que están a nuestro alcance, podemos saber si nuestros niveles hormonales están bajos o altos, y de esta manera evitar los suplicios acabados de mencionar. Sin embargo, no todo mundo cuenta con el tiempo, la energía y el dinero para que le efectúen costosas pruebas en el consultorio del especialista. Podemos desanimarnos sólo al pensar en la dificultad para encontrar un médico que comprenda la diferencia entre lo natural y lo sintético, sin mencionar el encontrar tiempo para una cita en nuestra apretada y tensa agenda.

QUÉ PRUEBAS DIAGNÓSTICAS HACERSE, DÓNDE Y POR QUÉ

Aquí damos algunas orientaciones para cambiar nuestro tratamiento por otro más personal y sencillo. Antes de decidir que verifiquen el nivel de nuestras hormonas, veamos la diferencia entre la prueba de sangre y la de saliva. Tradicionalmente, los niveles hormonales se verifican mediante el plasma sanguíneo. No obstante, dado el reciente interés por la progesterona, ahora se sabe que sólo del 1 al 9% de esta hormona que se encuentra en la sangre es biológicamente activo. Sin embargo, esta prueba identifica principalmente las hormonas que el propio cuerpo elabora, y que están unidas por una capa especial de proteína que permite que fluyan por la sangre. Estas hormonas no son biológicamente activas. Su elemento importante es el nivel de hormona sin unir, que generalmente no llega al 10% en el plasma. Por su parte, la progesterona que se absorbe a través de la piel no está unida por este tipo de capa, es completamente activa y, si bien puede tardar un poco en aparecer en el plasma, aparece inmediatamente en la saliva, confirmando que la progesterona ha sido absorbida y está a disposición del cuerpo. El resultado es que la prueba de saliva es más conveniente y eficaz para que los médicos detecten cualquier deficiencia de progesterona.

Por fortuna, empresas como Aeron LifeCycles empacan pruebas que uno puede recibir en su propio domicilio. Uno puede hacerse un examen de saliva que es cómodo e indoloro (no se usan agujas) y que mide las siguientes hormonas: estradiol, progesterona, DHEA, y testosterona. La doctora Debbie Moskowitz afirma que este sencillo procedimiento "le permite a la mujer enterarse de los cambios relacionados con diferentes tratamientos alternativos, como la dieta, las plantas o las cremas, [e] informarse sobre sus niveles hormonales de referencia, o verificar sus niveles hormonales durante determinada fase del ciclo menstrual".

También podemos preguntarle a nuestro médico por las amplias evaluaciones hormonales que efectúa Diagnos-Techs, Inc. a partir de las muestras de saliva reunidas según convenga a las pacientes. Los equipos se proporcionan gratuitamente a médicos, quiropráticos, naturópatas, acupunturistas y demás profesionales de la medicina. Las muestras se envían al laboratorio de Diagnost-Techs, que encuentra los niveles de referencia de cada paciente, evalúa el grado de deficiencia que pueda haber de cualquier hormona (estradiol, estrol, progesterona, testosterona o DHEA), y le informa al médico el tipo y cantidad de apoyo hormonal que se requiere.

La decisión de efectuarse o no una prueba de saliva suele provocar una serie de interrogantes. Parece que sigue habiendo mucha incertidumbre en la administración e interpretación de los exámenes. Algunos médicos dicen que no hay que tomar hormonas un par de semanas antes de la prueba de saliva; en cambio, otros dicen que sólo durante 8 a 48 horas; y algunos indican que la prueba puede efectuarse sin suspender el programa de hormonas naturales. Además, el médico puede indicar que elija uno un día de poca tensión (me gustaría conocer a la mujer que pueda señalar este día). Asimismo, nuestras hormonas pueden fluctuar bastante, y lo que es normal para una mujer no lo es necesariamente para otra. Por otra parte, estos niveles pueden cambiar mes con mes, dependiendo de muchos factores.

Dadas todas estas variables me pregunto si las pruebas de saliva realmente reflejan el estado diario de nuestras hormonas. Tal vez la herramienta más exacta es la de escuchar a nuestro propio cuerpo, conectarnos con el curandero que tenemos dentro, y luego tomar las medidas necesarias para asegurarnos de lograr el equilibrio natural de las hormonas. Así lo expone el doctor Marcus Laux:

> Muchos internistas y ginecólogos aplican terapias hormonales sintéticas a las mujeres, sin verificar sus niveles hormonales. Algunos sólo miden los niveles de la hormona luteinizante y de la hormona que estimula los folículos. Si bien recomendamos medir todos los niveles hormonales (este examen se llama panel completo de esteroides), esto no servirá de mucho si el médico no sabe interpretar los resultados, y *el mejor indicativo es cómo se siente uno.*

Este panel de esteroides se consigue mediante una prueba de orina que ordena el médico. El examen, que se llama perfil de hormonas sexuales en la orina de 24 horas, mide el promedio de producción de diferentes hormonas a lo largo del día. Al recogerse continuamente la orina de 24 horas se evitan las inexactitudes de los exámenes que sólo se basan en una lectura.

Además de estos análisis, es importante un examen ginecológico de referencia para descartar cualquier patología oculta causante de los síntomas premenstruales, menopáusicos o posmenopáusicos.

Una vez que se sabe que uno no padece ninguna enfermedad grave, puede iniciar un programa preventivo de reemplazo hormonal. En este caso, la clave está en encontrar un médico que apruebe el tratamiento natural y sano que reconozca que el *mal-estar* y muchos problemas de las mujeres se deben a la falta de homeostasis (equilibrio interior).

En cuanto a las pruebas de la densidad mineral ósea, la menor dosis de radiación es la que produce el examen de DEXA, que además es muy preciso y exacto (1 a 2% en los análisis de la zona lumbar lateral). Estos análisis pueden efectuarse en la mayoría de las ciudades importantes de Estados Unidos.

Otro recurso es el OsteoGram Analysis Center, que mide la masa ósea de los dedos medios de las manos mediante la absorciometría radiográfica y el análisis computarizado de rayos X. Este análisis muestra la densidad ósea de la paciente medida a partir de una puntuación (o número de desviaciones estándar, por arriba o por abajo de la masa ósea de referencia de los adultos jóvenes normales). La empresa proporciona un equipo básico para convertir cualquier unidad de rayos equis estándar en un densitómetro óseo.

El Great Smokies Diagnostic Lab ofrece un servicio para las mujeres que desean conocer la eficacia de su tratamiento para contrarrestar la pérdida de densidad ósea, mediante un sistema sencillo y seguro de recolección de orina para diagnosticar a las candidatas para una terapia contra la disolución ósea. El Laboratorio Médico Meta-Metrix acaba de inventar un examen para detectar la disolución ósea también mediante un sencillo examen de orina con el que se mide un fragmento de colágeno en la orina, que se considera específico del proceso de disolución ósea e indica la desintegración progresiva de los huesos. Según el laboratorio, "las últimas investigaciones han demostrado la utilidad clínica de este proceso, y su sensibilidad".

Al emplear estos recursos, aumenta el número de mujeres que se hacen responsables de su propia salud, que sienten confianza, valor y libertad, que dejan su tradicional dependencia de los fármacos sintéticos, y que ya no aceptan ciegamente estas recetas. Tal vez algún día, con la tendencia a vigilarnos nosotras mismas, las terapias naturales y la iniciativa personal, se considerará un error médico recetar hormonas sintéticas a las mujeres, y la prescripción de cualquier forma de estrógeno sin la progesterona que lo equilibre violará los códigos de las aseguradoras.

ELECCIONES MÁS SENSATAS

Tiempos mejores nos esperan a la vuelta de la esquina. Pero incluso al facilitarse encontrar al médico especial que esté al tanto de la última investigación sobre hormonas de origen vegetal, necesitamos comprender que, al elegir entre fármacos y hormonas naturales, hay tantos puntos de vista como médicos.

Una vez que uno ha profundizado y comprendido las diferentes funciones de la progesterona natural en las operaciones metabólicas y fisiológicas del cuerpo, puede analizar mejor con su médico qué necesita para su salud. Sólo uno puede sentir las señales buenas o malas que comunica el cuerpo, y uno es quien tiene que vivir con los efectos secundarios, cualesquiera que sean. ¡Cómo fortalece aprender esto por cuenta propia!

De manera que al decidir entre medicamentos recetados y soluciones naturales, hay que atenerse a las propias convicciones y al sentido común. Hay que estar preparadas para acercarnos tranquilas a médicos que han dedicado años a aprender terapias con fármacos. He descubierto que algunos no agradecen que se les hable de tratamientos que no conocen.

UN CASO DE INTIMIDACIÓN

Una de mis amigas hizo grandes esfuerzos para investigar, leer y copiar textos científicos y médicos sobre los sustitutos naturales de las hormonas, para usarlos en lugar de los sustitutos sintéticos, y le presentó esta información a su médico. Además, le llevó un libro escrito por un médico que usó una crema de progesterona natural por más de 20 años, con muy buenos resultados. El médico reaccionó a todos sus esfuerzos declarándole tajantemente: "No me convence. Seguiré aplicándole los tratamientos normales". Las mujeres enfrentan todos los días esta actitud, que no permite más discusión.

Este menosprecio, por sutil que sea, no es útil ni respetuoso. La paciente de la que acabo de hablar es una enfermera inteligente y respetada, conocida por sus muchas actividades en beneficio de la comunidad. Además, le interesa recibir la mejor atención para su salud y la de sus seres queridos. Esta experiencia hubiera podido provocarle inseguridad y hacer que ya no quisiera continuar con el tratamiento de hormonas naturales. Sin embargo, y a pesar de la actitud de su médico, lo continuó, y ahora se siente mejor por ello.

Si usted ha atravesado por una experiencia como ésta, recuerde que siempre pueden atenderla otros médicos que no permiten que sus egos afecten su juicio al elegir el mejor tratamiento para sus pacientes, y que por lo menos toman en cuenta las terapias naturales que han sido efectivas a largo plazo. Estos son los médicos familiares que necesitamos y que debemos recomendar a nuestras amistades. De hecho, en este libro citamos repetidamente a médicos sensatos con esta buena disposición. No podemos permitir que nos trate un médico que no esté al día en los aspectos más importantes del cuidado natural de la salud.

CÓMO EXPRESAR NUESTRAS NECESIDADES

Cuando mi ginecóloga recibió la información que yo le había enviado (véase el Apéndice F), ella misma me habló por teléfono para agradecerme que hubiera efectuado la investigación y que le hubiera enviado todos los textos. Me dijo que no sólo utilizaría esta información, sino que la pondría a disposición de sus demás pacientes. Entonces me extendió una receta de progesterona y estriol naturales. Por supuesto, me encantó su reacción y sentí alivio porque al fin iba a recibir las hormonas naturales que necesitaba con desesperación.

De la misma manera, a una amiga mía que le había estado proporcionando textos médicos a su doctora, que no tenía prejuicios, le dijo: "Me alegra que sea usted mi paciente. Realmente me hizo tomar en cuenta las hormonas naturales." De manera que cuanto más sigamos hablando nosotras, como pacientes, más reconocerán los médicos la importancia de la progesterona natural y harán a un lado los fármacos artificiales. Un artículo auspiciado por diez doctores en medicina y ocho médicos ilustra esto con muchos circunloquios: *"La progesterona oral micronizada, que es una forma natural de la hormona, puede provocar menos efectos secundarios que sus primas sintéticas".*

De manera que animen a su médico a leer la información que aparece en el *Journal of the American Medical Association* y en *Medical Hypotheses* acerca de la necesidad que tiene el cuerpo de hormonas que no sean sintéticas. Cuando el médico reflexione sobre esta información, reconocerá que este tratamiento no sólo es deseable, sino que además lo recomiendan médicos destacados, y se recomendaba hace años, cuando las ganancias no influían en la información.

Así que hay que avanzar decididamente. Al buscar al "médico perfecto" hay que ser positivas, tener aplomo, ser decididas, y recordar que hay otros médicos buenos esperando para atendernos, que se emocionarán mucho por lo que hemos encontrado y nos respetarán por habernos tomado tantos trabajos. Cuando uno encuentra un médico que de verdad escucha y está dispuesto a tener una comunicación más elevada con sus pacientes, siente que no sólo ha encontrado un médico, sino un amigo. Y como doctor y como médico debe estar de acuerdo en que "Mientras más sabe uno, más sano está".

La mayoría de los médicos sabe que la terapia de hormonas

sintéticas puede producir efectos secundarios incómodos y peligrosos, de manera que si se ha observado que un producto natural tiene resultados notables con otras pacientes, puede interesarles utilizarlo en su práctica. De acuerdo con ello, en el Apéndice F se sugiere un modelo de carta que se puede modificar para que corresponda a las necesidades de cada quién. Pueden copiarse las páginas que la acompañan y dárselas al médico. Esto le permitirá examinar una muestra de la amplia investigación disponible, si desea saber más sobre el tema.

Es más conveniente enviar una carta o llamar al consultorio primero, en vez de pasar por el costo y la frustración de hacer antesala sólo para descubrir que el médico no está dispuesto a aceptar el concepto de las terapias naturales.

En la carta mencionada se puede solicitar una breve entrevista para hablar de las hormonas naturales y de lo que uno piensa sobre el SPM, la menopausia, y tal vez también del cáncer. Cada médico tiene su propia actitud. Algunos no aceptan que sus pacientes les den información que no conocían. Pero, como ya dije, otros pueden ser muy receptivos ante las opciones naturales, especialmente los que no temen lo que piensen sus colegas.

Esto es sólo el principio de un proceso que señala los pasos que se pueden dar para conseguir que el médico nos aplique una terapia de hormonas naturales, que elabore una receta (cubierta por el seguro de usted) a cubrir en farmacias especializadas en tratamientos de hormonas naturales. O, quienes no estén aseguradas, pueden conseguir por su cuenta, con cualquier distribuidor, la crema de progesterona natural.

> Todos nos sentimos mejor física, psicológica y fisiológicamente, cuando participamos activamente en nuestro propio proceso de curación, que es exactamente lo contrario de depender de los expertos y esperar que todo salga bien.
>
> **Doctor Stuart M. Berger**
> **What your doctor didn't learn in Medical School**

CÓMO APLICARSE LA HORMONA

La progesterona, el estrógeno y la testosterona naturales se encuentran en forma de tabletas, cremas, implantes, soluciones inyectables, supositorios y parches cutáneos. Algunos de estos productos debe recetarlos el médico (hay que asegurarse de que sólo solicite hormonas naturales), en tanto que otros se pueden conseguir por cuenta propia y aplicárselos sola. Por ejemplo, muchas cremas de progesterona y estrógeno vienen con instrucciones escritas que indican cuándo, cómo y dónde aplicarlas. Todos los productos enumerados abajo son naturales, a menos que se señale lo contrario.

LA PROGESTERONA DE LA FEU
Y LAS CREMAS DE ÑAME SILVESTRE

Es importante aclarar que la progesterona de las cremas empleadas en los estudios del doctor Lee, y en la mayor parte de las investigaciones citadas, es precisamente progesterona de la FEU, que en las etiquetas aparece como progesterona "natural" o sencillamente "progesterona". La principal diferencia entre estas cremas y las demás cremas de ñame silvestre está en el procesamiento de laboratorio, que convierte la molécula de sapogenina (en general de ñame silvestre o de frijol de soya) en una sustancia que imita la actividad de la progesterona que normalmente producen los ovarios durante la ovulación, y también funciona como precursora de las demás hormonas conforme se van necesitando.

A pesar del escepticismo que hay hacia los productos de ñame silvestre, parece que muchos son bioactivos y además favorecen el equilibrio hormonal. De hecho, muchas mujeres informan que sienten alivio de sus debilitantes y agotadores síntomas de SPM, perimenopausia y menopausia, al emplear productos sin esta conversión. Se sabe que con algunos de estos productos derivados del ñame silvestre o de la soya se obtienen beneficios parecidos a los que gozaban los habitantes de las islas Trobarian (cuya dieta consistía principalmente de ñame silvestre, otras verduras, y pescado), o a la experiencia de las asiáticas durante su menopausia, que es relativamente asintomática, y que suele atribuirse a su dieta, que incluye gran cantidad de productos de soya, verduras y productos del mar.

LAS CREMAS TRANSDÉRMICAS DE PROGESTERONA

Para decidir cuánta crema transdérmica de progesterona debemos usar, necesitamos saber que los ovarios tienen una producción óptima de progesterona más o menos entre 15 y 30 mg diarios, desde la ovulación hasta la regla. Sin embargo, cuando una mujer se embaraza, su placenta empieza a aumentar progresivamente su producción de progesterona, hasta llegar a los 300 o 400 mg diarios durante el tercer trimestre. Este es un margen amplio, diferente de muchos de los otros angostos umbrales del cuerpo.

Como la progesterona sólo dura en el cuerpo entre seis y ocho horas, es importante aplicar de 1/4 a 1/2 cucharadita por lo menos una vez en la mañana y otra en la tarde. La crema de progesterona se frota directamente donde la piel es delgada o suave, como las muñecas, debajo de las axilas, en el dorso de las manos, los pechos, la parte baja del abdomen, las ingles, la espalda, las plantas de los pies, la cara y el cuello. Es preferible alternar la aplicación en estas partes del cuerpo, para conservar la sensibilidad y no saturar ninguna de estas partes. La progesterona atraviesa la piel hasta llegar a la grasa debajo de la dermis y pasar al torrente sanguíneo. Hay preparaciones que sólo se consiguen con receta y otras no la necesitan. Su potencia varía, dependiendo de la receta del médico y de cada fabricante. A continuación se dan sugerencias para algunos usos.

EL SÍNDROME PREMENSTRUAL (SPM) Y LA PERIMENOPAUSIA

En algunas instrucciones se indica que la cantidad que necesita una mujer en edad reproductiva varía según sus síntomas. Cuando la mujer todavía regla, la progesterona es eficaz si se administra precisamente desde antes de la ovulación hasta inmediatamente antes de que empiece la regla. Para saber cuándo se está ovulando, consúltense los detalles específicos del Capítulo 3. En casos más graves de SPM o de perimenopausia hay que empezar a aplicarse la crema aproximadamente el día 12, contando el primer día del último periodo menstrual como día 1, y seguir usándola hasta el día 26 o 27 (inmediatamente antes de que empiece la siguiente regla). Esta repentina disminución de los niveles de progesterona es lo que provoca la regla uno o dos días después.

Si los síntomas son menores, úsese la crema menos días, por ejemplo, sólo diez días de cada mes (contando desde el día 16 del último periodo menstrual hasta el día 26), aplicándose de 1/4 a 1/2 cucharadita de crema una o dos veces al día). Estos son la cantidad y el periodo mínimos necesarios para empezar a producir los niveles adecuados de progesterona.

Si se padecen cólicos, hay que aplicarse crema en el abdomen cada media hora hasta sentir alivio. Si se sufren migrañas menstruales, se puede aplicar la crema en las sienes y en la nuca hasta que la jaqueca ceda.

Recomiendo a las mujeres que se embaracen mientras usan la crema, que lean atentamente la información del capítulo 3 sobre el uso de progesterona durante el embarazo. Los beneficios de este tipo de apoyo hormonal son infinitos.

La menopausia, la posmenopausia y la poshisterectomía

Hay que aplicarse la crema diariamente más o menos tres semanas de cada mes, y suspenderla por una semana (o por lo menos cuatro días) para que el cuerpo no pierda la capacidad de absorberla y coseche los máximos beneficios. Normalmente se consume más o menos un frasco o tubo al mes. Si no se observa una reducción de los síntomas después de uno o dos ciclos mensuales, hay que evaluar la frecuencia y cantidad de crema que se aplica cada vez. Muchas mujeres que entrevistamos reconocen que no usan la crema de manera uniforme, y confiesan que la escatiman como si fuera un raro perfume. Las aplicaciones esporádicas o escasas pueden impedir el alivio anhelado.

Es más fácil calcular la cantidad diaria aproximada cuando se usa una crema de progesterona de la FEU, porque el total de la cantidad activa se indica en miligramos. Muchos frascos y tubos contienen dos onzas, con 400 mg o más de progesterona por frasco o tubo. Si se dividen los 400 mg entre el número de días que debe a usarse la crema cada mes (es decir, 20 o 21 días en el caso de las menopaúsicas), y se usa un frasco o tubo cada mes, se tienen aproximadamente 20 mg o más por día. Esta cantidad diaria puede repartirse entre dos aplicaciones (o tres, si los síntomas son graves), con lo que se logra que la progesterona llegue al torrente sanguíneo de manera más continua.

Cabe recordar que los síntomas de la osteoporosis sólo se presentan cuando se llega al umbral de las fracturas, de manera que quien descubra que está perdiendo densidad ósea, deberá continuar con el programa normal, aunque ya no tenga bochornos, sudores nocturnos u otros síntomas. Debemos recordar que la progesterona que se ha probado y evaluado clínicamente para el tratamiento y la reversión de la osteoporosis es la graduada según la FEU.

TABLETAS O CÁPSULAS PARA LAS MUJERES QUE REGLAN, LAS MENOPÁUSICAS Y LAS POSMENOPÁUSICAS

Guiada por su médico, siga las anteriores instrucciones (según convengan a su situación) también para esta presentación de la progesterona. Hace años, la progesterona natural en forma de pastillas que se ingerían por vía oral se desintegraba en el estómago y no pasaba al sistema. Ahora, algunos laboratorios (véase el Apéndice G) producen progesterona micronizada sobre una base oleosa; el aceite la protege de los ácidos estomacales y permite que la progesterona llegue intacta al organismo y aumentar su nivel en la sangre.

Cuando la progesterona se toma en forma de cápsula la dosis diaria es mucho más alta (100 a 200 mg) que en la forma de crema (20 a 24 mg). Esta dosis más alta compensa el gran porcentaje que excreta el hígado. Su absorbilidad depende de muchos factores, como la salud en general de la mujer, lo bien que funcione su sistema digestivo, y el estado de su hígado. Como dice el doctor Lee: "Las dosis orales de progesterona (incluso en forma micronizada) deben ser superiores a las dosis transdérmicas para producir los efectos biológicos equivalentes".

IMPLANTES SINTÉTICOS Y NATURALES

Este procedimiento quirúrgico es efectuado por un médico. Una vez que se implanta la hormona bajo la piel, las mujeres sólo deben regresar al consultorio tres veces al año. Sin embargo, si se emplea hormona sintética, hay que recordar lo que dicen los autores de *Women on Menopause*: "Una vez colocado el implante, no se puede quitar antes de seis meses, aunque se presenten reacciones muy negativas". Hay algunos implantes que son difíciles quitar incluso pasados los seis meses.

Una joven de 19 años que tenía un implante hormonal vino

desesperada a mi casa debido a los fuertes dolores que padecía y a la opresión que sentía en los pechos. Afirmaba que ya no reglaba y que estaba muy deprimida. Los terribles síntomas físicos y la inestabilidad emocional que le provocaron los implantes tóxicos la hicieron correr en busca de un tratamiento natural que la ayudara. Lamentablemente, seguirá experimentando los efectos secundarios de este fármaco durante cierto tiempo. Desde luego, los riesgos no compensaron los beneficios que creía que iba a recibir.

Se necesitaría otro libro para describir las espantosas consecuencias de implantarse el fármaco sintético bajo la piel. Algunos de los signos obvios son el excesivo aumento de peso y la exagerada inflamación de los pechos. Me preocupan las mujeres que se encuentran en situaciones parecidas y que no logran encontrar ayuda y apoyo. Cualquiera que escuche las historias de horror de las jóvenes con implantes sintéticos para el control de la natalidad entiende por qué necesitamos tratar este asunto, que muchas veces no se toma en cuenta.

EL PARCHE (SINTÉTICO O NATURAL)

Este parche es un agente transdérmico (o sea, que se aplica a la piel). Normalmente contiene estrógeno y es recetado por el médico. Con este método, el estrógeno se libera paulatinamente por la piel, y el alcohol del parche lleva la hormona desde la piel hasta los vasos capilares.

INYECCIONES (SINTÉTICAS O NATURALES)

Las hormonas se inyectan en el músculo. Algunas mujeres se aplican la progesterona de esta manera; sin embargo, a los médicos este método no les parece tan satisfactorio como otros. Por un lado, no se sabe la velocidad de la absorción. Por otro, si alguien está pensando en inyectarse este tratamiento durante el resto de su vida, sencillamente resulta muy incómodo.

Supositorios (sintéticos o naturales)

Algunos médicos creen que los supositorios de progesterona hechos de cera de espermaceti no son muy eficaces. El doctor Raymond Peat advierte que "La mayor parte de la progesterona se separa de la solución rápidamente, formando cristales que no son solubles en los fluidos del cuerpo... Las consumidoras pagan un alto precio por un efecto insignificante".

Aceite sublingual

El doctor Richar Kunin informa que, con una aplicación sublingual de progesterona en una base de aceite, sus pacientes sienten alivio de los síntomas del SPM en menos de 15 minutos. El doctor Martin Milner también recomienda una suspensión en aceite a sus pacientes premenopáusicas, perimenopáusicas y posmenopáusicas. La doctora Betty Kamen sugiere para los bochornos, las migrañas y los cólicos, el empleo de progesterona sublingual cada 15 minutos hasta que desaparezcan los síntomas. Si los síntomas son fuertes, puede conjuntarse esta terapia con 1/4 o 1/2 cucharadita de crema.

Cremas para la atrofia vaginal

Con frecuencia, se aplican a la pared vaginal progesterona pura o estriol (que puede tener su riesgo para algunas mujeres) para hacerla más gruesa, más elástica y menos propensa a las infecciones. La atrofia vaginal y sus concomitantes infecciones pueden causar fuertes dolores durante el coito, pero ahora pueden ser cosa del pasado. La crema de progesterona o de ñame silvestre también puede aplicarse intravaginalmente a la hora de acostarse o según se necesite. (Un ejemplo de cómo un poco de información puede hacer la vida más feliz y relajada).

Las anteriores sugerencias para la aplicación de la progesterona se han obtenido de diferentes textos instructivos y se basan en la experiencia de mujeres que han tratado sus problemas premenstruales o menopáusicos. Por supuesto, la dosis y el método varían según las necesidades, costumbres y preferencias de cada quien. Los remedios naturales que no necesitan receta y los fármacos que sí la necesitan pueden conseguirse con los distribuidores y las boticas que se indican en el Apéndice G. Aconsejo a las lectoras que hagan preguntas y busquen el apoyo de proveedores de salud que puedan guiarlas en su viaje hacia la salud óptima.

NOMBRES BOTÁNICOS Y COMERCIALES DE COMPUESTOS SINTÉTICOS

Abajo se incluyen algunos de estos nombres, que han sido entresacados del gran número de hormonas sintéticas y de los compuestos relacionados que actualmente se encuentran en el mercado. Periódicamente se añaden otros nombres a esta lista, a medida que se hace evidente que las mujeres no toleran los productos que les recetaron anteriormente. Hemos extraído del *Textbook of Pathology* de William Boyd, del *Physician's desk reference (PDR)*, de *The pharmacological basis of therapeutics* de Goodman y Gilman, y de *Facts and Comparisons* (La "biblia" del farmacéutico", que se actualiza mensualmente), algunos nombres que aparecen en las etiquetas de los fármacos. Estos son algunos de los nombres conocidos:

ESTRÓGENOS

Estrón (Estrone Aqueous, Estronol, Theelin Aqueous, Kestrón, Estrojet-2, Gynogen, Kestrin Aqueous, Weghen)

Estradiol (Estraderm, Estrace)

Valerato de estradiol (Delestrogén, Valergen 10, Valergen 40 Dioval, Duragen-20, Estra-L 40, Deladiol-40)

Estrógenos conjugados (Premarín)

Estrógenos esterificados (Estratab, Menest)

Estropipato (Ogen, Ortho-Est, Estropipato)

Quinestrol (Estrovis)
Ethinyl estradiol (Estinyl)
DES (diethylstilbestrol)
Clorotrianiseno (Trace)
Cipionato de estradiol (depGynogen, Cipionato de Depo-Es-
    tradiol, Dura-Estrin, Estra-D, Estro-Cyp, Estroject-L.A.)
Ortho Dienestol, DV, y muchos más.

Advertencias y reacciones negativas: "Ahora hay pruebas de que
el estrógeno aumenta el riesgo de carcinoma cérvico-uterino". Otros
riesgos son el exceso de reproducción de las células normales de la
membrana interior del útero, el cáncer de mama, las enfermedades
de la vesícula y la retención de líquidos, que repercuten en el asma,
la epilepsia, y las disfunciones cardiacas y renales. El exceso de
estrógeno puede producir náusea, coágulos, descargas cervicales,
formación de pólipos, decoloración de la piel, hipertensión, migraña, sensibilidad de los pechos, y edemas. Si se está pensando en la
posibilidad de una cirugía, interrúmpase el empleo de estrógeno por
lo menos cuatro semanas antes de la intervención, para no correr el
riesgo de complicaciones por coágulos.

PROGESTINAS

Acetado de medroxiprogesterona (Provera, Amen, Curretab,
    Cycrin)
Caproato de hidroxiprotgesterona (Duralutin, Gesterol L.A.,
    Hylutin, Hyprogest 250)
Norethindrone (Norlutin)
Acetato de norethindrone (Norlutato, Norgestrel, Aygestin)
Acetato de megestrol (Megace)
Micronor, Nor-Q.D., Ovrette, y muchos más.

Advertencias y reacciones negativas: (1) Puede causar insomnio,
malestar estomacal, flatulencias, náuseas, fiebre, vómitos, irregula-

ridades en el sangrado, desgaste cervical y secreciones cervicales anormales, ictericia, prurito fuerte, erupciones, acné, manchas cafés, riesgo de afecciones tromboembólicas (coágulos de sangre en el pulmón, el cerebro o el corazón), hemorragia cerebral y otras afecciones cerebrovasculares, depresión mental, disfunción del hígado, y carcinoma mamario. (2) Otros riesgos son la pérdida parcial o completa de la vista, y coágulos de sangre en la retina. Debe interrumpirse su uso si hay migrañas, visión doble, astigmatismo, subluxación del cristalino, trastorno evidente de los músculos extraoculares, cataratas, migraña, edemas, o inflamación del nervio óptico en el punto en que entra al globo ocular. (3) La exposición a las progestinas arriba enumeradas prescritas durante el embarazo puede causar deformidad genital en los fetos de uno u otro sexo (por ejemplo, anormalidad de la uretra). Por otra parte, la progesterona natural se ha empleado con buenos resultados en los partos prematuros para evitar abortos espontáneos, y es benéfica tanto para la madre como para el embrión (véase el capítulo 3). (4) Hay que estar muy pendientes de las consecuencias de la retención de líquidos. Los edemas pueden provocar epilepsia, migraña, asma, y disfunción cardiaca o renal. El exceso de progestinas puede provocar aumento de peso, fatiga, flujo menstrual anormal, acné, pérdida de cabello o aparición de vello, depresión y candidiasis.

ANTICONCEPTIVOS (ESTRÓGENO/PROGESTINA)

Norgestrel, levonorgestrel, desogestrel, norgestimate, diacetato de ethynodiol, acetato de norethindrone, norethindrone, norethynodrel

Ancticonceptivos orales monofásicos (Genora, Norethin, Norinyl, Ortho-Novum, Ovcon, Demulen, Ovral, Nelova, Brevicon, Modicon, Ortho-Cylen, Loestrin, Lo/Ovral, Desogen, Ortho-Cept, Levlen, Levora, Nordette)

Anticonceptivos orales bifásicos (Jenest, Ortho-Novum)

Anticonceptivos orales trifásicos (Tri-Norinyl, Tri-Levlen, Triphentasil, Ortho Tri-Cyclen)

Advertencias: Los coágulos en los vasos capilares que van al corazón y a los pulmones pueden causar embolias o insuficiencia cardiaca, trombosis de la retina, y neuritis óptica. Otros riesgos: afecciones de la vesícula, resistencia a la insulina, opresión o dolor en le pecho, cáncer cérvico-uterino, depresión, dolor y sensibilidad abdominal, presión alta, menor tolerancia a la glucosa, y exceso de calcio en la sangre. En el Capítulo 4 vimos que la progesterona natural micronizada aumenta la densidad mineral ósea (DMO). Por otra parte, "La medroxiprogesterona puede considerarse entre los factores de riesgo para el desarrollo de la osteoporosis". Otros efectos secundarios son: fotosensibilidad, sangrado uterino anormal o excesivo, retención de líquidos y afecciones relacionadas del asma, epilepsia, migraña, y cardiopatías, afecciones renales y del hígado (tumores benignos o malignos que pueden herniarse o sangrar, causando fuerte dolor abdominal, shock, o incluso la muerte.) De la misma manera, si uno ya sufre de hipertensión, obesidad o diabetes, los anticonceptivos pueden provocar enfermedades o la muerte.

COMBINACIONES DE PROGESTINA Y ESTRÓGENO

Encontramos más de 40 nombres, empezando con Brevicon y terminando con Triphasit-28, enumerados en la última edición de *Facts and Comparisons*.

Según *Facts and comparisons*, las *Advertencias y riesgos* son muy parecidas para esta sección.

FÓRMULAS NATURALES PARA BEBÉS

En el capítulo 5 analizamos las alergias a la soya, y en especial por qué la gente es más sensible a los productos de soya muy procesados. Las doctoras Sally Fallon, miembro de la Price Pottenger Nutrition Foundation Advisory Board, y la Mary Enig, nutrióloga y experta en la química de los lípidos, dan algunas recetas excelentes de fórmulas para bebés. En su libro *Nourishing Tradition: The Cookbook that Challenges Politically Correct Nutrition and the Diet Dictocrats* hay más información, igual que en sus artículos publicados en *Health Freeedom News*, que se basan en buenas investigaciones.

Para hacer las fórmulas para bebé, las autoras aconsejan que se empleen alimentos enteros y no sólo proteína de soya. Por otra parte, según el Instituto de Nutrición para la Comunidad, "Los científicos afirman que los bebés acabados de nacer son particularmente vulnerables a los estrógenos, y que las investigaciones insuficientes sobre los efectos de los fitoestrógenos a largo plazo en la salud hacen necesario que se prohiba la venta de la fórmula de soya sin receta.

Las siguientes fórmulas para bebés son muy nutritivas. Es interesante observar que cuando se añade grenetina a la leche de vaca no sólo se emulsiona la grasa, sino que se equilibra la caseína (proteína de la leche). Esto hace que se absorba y se digiera mejor la leche. Los estudios muestran que "los bebés digieren mejor y más rápidamente la leche que contiene grenetina"(N. R. Gotthofer, *Gelatin in nutrition and Medicine*).

Fórmula de leche sin soya para bebés

2 tazas (16 onzas) de leche cruda orgánica o cultivada, no homogeneizada
1/4 taza de suero de leche
4 tazas de lactosa
1 cucharadita de aceite de hígado de bacalao
1 cucharadita de aceite de girasol sin refinar
1 cucharadita de aceite de oliva extra virgen
2 cucharaditas de aceite de coco
2 cucharaditas de levadura de cerveza
2 cucharaditas de grenetina
1 3/4 de agua filtrada
1 tableta de 1 100 mg de vitamina C, pulverizada
(Esta fórmula no debe calentarse en horno de microondas)

Fórmula para bebé sin soya y sin leche

3 1/2 tazas de caldo hecho en casa (de res, cordero, pollo sin hormonas
   ni antibióticos, o de pescado)
2 onzas de hígado orgánico (licuado)
5 tazas de lactosa
1/4 taza de suero de leche
3 tazas de aceite de coco
1 cucharadita de aceite de hígado de bacalao
1 cucharadita de aceite de girasol sin refinar
1 cucharadita de aceite virgen de oliva
1 tableta de 1 100 mg de vitamina C, pulverizada

APÉNDICE D

RECURSOS PARA PACIENTES CANCEROSAS

LOS MITOS DE LA MAMOGRAFÍA

Una y otra vez nos piden que nos hagamos una mamografía anual, pero tal vez lo pensemos dos veces la próxima vez que veamos los anuncios de televisión que nos hacen creer que la revisión de rutina puede "añadir años a nuestra vida". ¿Quién pensaría que en realidad puede quitarnos años? El problema es que no podemos observar ningún efecto secundario importante después de que se nos hace una mamografía, aunque pueden empezar a surgir con el paso del tiempo. Por ello es importantísimo que las mujeres se informen para que puedan enfrentar la andanada de falsa información sobre este asunto.

Pero esta tarea puede confundirnos. A lo largo de los años, las principales organizaciones sobre cáncer han cambiado varias veces la orientación de sus consejos a las mujeres de diferentes edades. A pesar de su recomendación más reciente, recordemos que ya en 1976 el *New England Journal of Medicine* informó que el Instituto Nacional de Cáncer y la Sociedad Norteamericana de Cáncer habían "suspendido el uso rutinario de mamografías con rayos X para las mujeres menores de 50 años, debido a sus nocivos efectos". Y, en 1994, el Instituto Nacional de Cáncer informó que "no hay diferencia en el índice de decesos entre [mujeres cuarentonas] que tenían cáncer de mama detectado por mamografía y las diagnosticadas sólo por tacto o palpación... por ello, el INC opina que someter a estas mujeres a revisiones periódicas no aporta ninguna ventaja."

El doctor William C. Bryce, director y fundador de la Fundación Well Breast Foundation de California, también indica alternativas a la termografía y la diafanoscopía, o transiluminación del pecho, en su artículo "The truth about breast cancer" (*Health Freedom News)*, y agrega: "Las mamografías... no debieran efectuarse en las revisiones de rutina periódicas... mientras no se resuelva el asunto del riesgo a la vida debido a las radiaciones. Hace algunos años, el Instituto Nacional de Cáncer afirmó que por cada 15 cánceres diagnosticados a mujeres menores de 35 años, había 75 causados [por mamografías]".

Las medidas preventivas que los médicos proponen pueden ser costosas en varios sentidos. El médico naturista Marcus Laux nos recuerda que el daño que la radiación produce en las células se acumula con el tiempo: "Cada vez hay más testimonios de que la radiación con iones empleada en las mamografías no sólo es dañina, sino que puede llegar a causar precisamente el mismo cáncer que supuestamente detecta. Muchos destacados investigadores del cáncer, como el doctor John Bailar III, antiguo editor del *Journal of the National Cancer Institute,* predicen que las mamografías efectuadas periódicamente durante 10 o 15 años pueden inducir el cáncer de mama". El doctor Laux informa que los estudios efectuados en animales han mostrado que la presión y manipulación de los tumores (lo que puede suceder durante una mamografía) aumenta un 80% las probabilidades de que crezca y se haga metástasis.

Antes de morir de cáncer del pecho, la doctora Maureen Roberts escribió una fuerte crítica sobre las revisiones mamográficas. En un artículo ("Breast screening: Time for a rethink?) publicado en el *British Medical Journal,* expresó que la mamografía es una revisión inconveniente dado que "efectuarla es tecnológicamente difícil, las imágenes son difíciles de interpretar, el número de índices positivos falsos es alto, y no sabemos con qué frecuencia efectuarlas. Ya no podemos pasar por alto la posibilidad de que estas revisiones no reduzcan los decesos de las mujeres de todas las edades... Si estas revisiones sirven de poco o de nada ¿no estarán causando algún daño?"

En 1985, *The Lancet* informó, más o menos en el mismo sentido, que se realizó una evaluación sobre el posible riesgo de que la mamografía causara cáncer de mama en más de 280,000 mujeres. La conclusión fue: "Incluso si el cáncer se detecta pronto, la enferma no sobrevivirá mejor con las medicinas ortodoxas y la quimioterapia que si el cáncer se detecta tarde", dado el dudoso resultado de la terapia alópata para el cáncer.

En este examen controlado para mujeres menores de 50 años, a ninguna se le advirtió sobre los riesgos a que se exponía. A pesar de las advertencias del Comité de la Academia Nacional de Ciencias de Estados Unidos, se expuso a las mujeres a dosis que podían causarles más cáncer a la larga, de lo que podía prevenir el programa. En un seguimiento de diez años al estudio de la mamografía, entre las mujeres que no aceptaron revisarse (35%) hubo menos decesos e incidencias por cáncer de mama que en el grupo de las mamografías o en el grupo de control.

Revisemos el análisis de *Healthy Healing* para obtener una buena respuesta a la pregunta "¿Debo o no hacerme una mamografía?" La doctora Rector Page nos advierte que "Si bien las mamografías han mejorado en los últimos 20 años tanto en claridad como en la cantidad de las dosis, seguimos escuchando suficientes historias de terror sobre la súbita aparición de fibromas para recomendar que no se hagan como procedimiento de rutina o sin motivo". La doctora Page también observa que las mamografías y los rayos X de dosis baja pueden provocar pérdida de yodo y problemas de la tiroides, y hace la afirmación más prudente que he escuchado sobre este tema: "Si bien la detección temprana puede traducirse en una intervención médica menos radical, la prevención mediante el fortalecimiento de las defensas y una manera sana de vivir debe ser la primera meta, no la detección temprana".

Una alternativa de la mamografía es el sonograma, que emplea ondas sonoras y no electromagnéticas y, según la autora, Dee Ito, es especialmente certera "para determinar la presencia de cánceres invasivos [y] quistes en las mamas". No obstante, se necesitan más estudios, ya que hay indicaciones preliminares de que incluso la sonografía produce cambios en las células de los tejidos.

Hay tanta información sobre los posibles riesgos resultantes de las mamografías rutinarias, que es esencial que las mujeres estudien este asunto por sí mismas, y tomen sus decisiones con buenas bases. Invito a leer *The Journey Beyond Breast Cancer*, de Virginia M. Soffa, a quienes deseen informarse sobre los niveles de radiación de las mamografías, a quienes busquen las respuestas de los puntos importantes antes de efectuarse una mamografía, y a quienes estén interesados en saber cómo se financian y qué política siguen los tratamientos de cáncer.

BREVE INTRODUCCIÓN A LA TERAPIA NATURAL DE CÁNCER

Aceites de coco y de oliva

Algas (clorela, espirulina, dunaliella bardwil, sargazo, kjellma-nium)

Almendras amargas crudas (contienen laetrilo)

Aloe vera (sábila)

Aminoácidos (incluyendo carnitina l, cisteina l, glutación l, metionina, etc.)

Ayuno bebiendo sólo jugos frescos de frutas por la mañana (limón, manzana, naranja) y jugos de verduras por la tarde (remolacha o betabel, espinaca, acelga, distintos tipos de col, perejil, espárrago, tomate, etcétera)

Camote

Cebada verde

Cebolla

Cereales enteros (incluyendo el arroz moreno)

Clorofila

Elementos de la dieta de frutas y verduras

Extracto de ajo añejado

Fibra soluble

Frutas y verduras frescas y crudas

Hongos (reishi, shiitake, etc.); Krestin (extracto japonés de hongos)

Lactobacilos (por ejemplo, bacilos búlgaros, bifidis, acidofilos, yogur y otros productos lácteos cultivados)

Plantas marinas, incluyendo kelp (laminaria)

Proteínas vegetales; nueces y semillas crudas

Wheatgrass (así se conoce en México)

Vitaminas, minerales, antioxidantes y enzimas

Asparaginaso L

Bromelain

Calcio

Coenzima Q10

Curcumina

Enzimas proteolíticas

Germanio

Magnesio

Picogenol

Selenio

SOD

Telurio

Vitaminas A, E, E (con bioflavonoides), D, K, complejo B, betacaroteno y otros carotenoides

Zinc

Hierbas, tés y especias

Actinada
Asafétida
Astrágalo
Canela
Cardo lechero
Cúrcuma
Chaparral
Diente de león
Echinacea
Extracto de viva natural
Flores de neem
Hojas de cañafístula
Hojas de laurel
Hojas de manathakkali
Hoxsey hierbas
Iscador
Kandathipili
Matarrubia Kermesbeurro
Medicina china
Olmo norteamericano
Pau d'arco
Pimienta negra
Ponnakanni
Rábano negro
Ruibarbo
Semillas de amapola
Semillas de comino
Sumaque
Te essiac
Te Jason Winters
Te verde / Trébol rojo

Varios

Aminoácidos y vitaminas por vía intravenosa
Cartílago de bovino
Compresas de aceite de castor
Derivado de alcanfor (714-X)
DHEA
Equilibrio de pH
Evacuador homeopático del hígado
Fototerapia
Hipertermina
Limpiador de colon
Limpieza del hígado
Suramina de cartílago de tiburón
Terapia de células vivas
Terapia de desintoxicación
Terapia de oxigenación
Terapia de quelación de EDTA
Thioproline
Tratamiento electromagnético (Bjorn Nordenstrom)
Tumosterona

Esta lista apenas es el comienzo. Debe verse en el contexto del tratamiento de todo el cuerpo, para crear *resistencia y defensas* contra las enfermedades. Hay muchos anticancerígenos, vacunas y fármacos que contienen elementos sintéticos, por lo que no se incluyen aquí. Sírvanse consultar las referencias para más información, y estúdiense todos los pros y contras posibles.

RECURSOS PARA LA MEDICINA PREVENTIVA

ACCESO A INTERNET

Cuando el médico que dice "Lo lamento, no puedo darle estas hormonas naturales; no hay suficiente información o estudios al respecto", puede que usted quiera conectarse a la red mundial de búsqueda por computadora. Usted o su médico pueden solicitar y recibir publicaciones sobre cualquier tema médico, incluyendo algunas de las alternativas naturales mencionadas en este libro. Ha llegado el día en que podemos tener la última información sobre la progesterona natural y los temas relacionados con ella precisamente en la pantalla de nuestra computadora. Por ejemplo, para encontrar información sobre la progesterona, con el buscador se teclea el término "progesterona natural". Hay que asegurarse de incluir la palabra *natural* para no recibir todo un caudal de información sobre productos sintéticos de estrógeno y de progestina. Nosotras conseguimos más de 200 sitios relacionados con la progesterona natural. Una de las muchas fuentes de Internet donde hay expertos para responder las preguntas *on line*, es la doctora naturista Debbie Moskowitz, que trabaja en Transitions for Health. Su dirección en el momento en que escribo estas páginas (pero puede cambiar) es http_//www.progest.com. Tanto las preguntas como las respuestas se envían por medio de e-mail confidencial.

Para muchas mujeres, este medio de comunicación es muy satisfactorio, pues encuentran amistades con quienes hablar sobre problemas de salud y alimentación parecidos a los suyos. Gracias a los periódicos electrónicos, oímos a otras mujeres que usan progesterona normalmente. De manera que hoy, en un instante, podemos descubrir que no estamos solas y que no estamos en una situación aislada. Con frecuencia aprendemos de las experiencias que nos comunican los demás. Por supuesto, también necesitamos estar pendientes de la información errónea y de los fraudes descarados que aparecen cuando se está conectado, ya que muchos sitios pertenecen a negocios particulares.

INFORMACIÓN PARA EL MÉDICO

(Su nombre)
(Dirección)
(Número de teléfono)

Estimado doctor:

Estoy sumamente interesada en encontrar un médico que pueda aconsejarme sobre el empleo de suplementos de hormonas naturales. Le agradeceré que lea la información adjunta, que resume una serie de informes médicos. Me gustaría saber si está usted interesado en tratar a mujeres que no desean emplear hormonas sintéticas y si, llegado el caso, les recetaría progesterona y estriol naturales. De ser así, le agradeceré que su enfermera o su recepcionista se comunique conmigo para hacer una cita.

Atentamente,

Hojas anexas

(Las siguientes páginas y las referencias que se encuentran al final de este Apéndice pueden enviarse junto con esta carta.)

Progesterona y Osteoporosis

En *Medical hypotheses* se afirma que "la progesterona, y no el estrógeno, es el factor que falta para remitir eficazmente la osteoporosis... No pudo apreciarse ningún efecto benéfico para la osteoporosis debido a la presencia o ausencia de suplementos de estrógeno [en las sujetos estudiadas]." Esta publicación también afirma que el empleo de progesterona natural no sólo es más seguro que el de Provera (medroxiprogesterona), sino también menos caro, y que la "deficiencia de progesterona, y no la de estrógeno, es un factor importante en la patogénesis de la osteoporosis menopáusica". Necesitamos estar conscientes de los relatos terribles y los efectos adversos de Provera y de otras progestinas sintéticas (nerviosismo, depresión, insomnio, anomalías del sistema autoinmune y de la circulación, y muchos más).

La progesterona estimula la producción de hueso, sin importar que no haya actividad estrogénica o que haya poca. Puesto que la progesterona parece actuar sobre los osteoblastos (las células que forman los huesos), complementaría la acción del estrógeno que disminuye la disolución ósea, como afirma el doctor J. C. Prior, quien además explica que la progesterona se une a los receptores que se encuentran en los osteoblastos y "aumenta la velocidad de recuperación de los huesos". El estrógeno ayuda a detener la pérdida de hueso, pero la progesterona es proactiva, ya que estimula los osteoblastos y de esta manera favorece directamente la formación de hueso. Las progestinas sintéticas disminuyen el abastecimiento de progesterona natural, que acelera los cambios osteoporóticos del hueso.

Terapia vitamínica para enfrentar el predominio del estrógeno

El doctor Carlton Fredericks sugiere que el uso de la crema de vitaminas A y E para la vaginitis atrófica es mucho más seguro que las cremas de estrógeno sintético que con tanta frecuencia recetan los médicos. Agrega que "tanto el Cyonal como el Premarín tienen efectos secundarios y además pueden irritar". Sin embargo, preocupa todavía más que el Premarín contiene estrón y estradiol, de los cuales se sabe que son cancerígenos. Por fortuna, hay laboratorios que elaboran cremas de progesterona y estriol naturales, que hacen maravillas para curar la resequedad vaginal y muchas otras afecciones.

En su libro *Guide to women's nutrition*, el doctor Fredericks declara que "el complejo B detiene el exceso de actividad del estrógeno, ya sea prescrito para la menopausia o para el control de la natalidad, o producido por los ovarios de la mujer. El complejo B ayuda a contrarrestar los efectos de los niveles altos de estrógeno que no haya sido desintoxicado por el hígado".

FUENTES DE PROGESTERONA NATURAL

A pesar de que la progesterona natural en forma de tableta o de crema ha sido aprobada por la FDA, no se consigue en la mayoría de las farmacias pequeñas. Sin embargo, las hormonas botánicas pueden conseguirse en diferentes formas en las tiendas naturistas. A medida que aumente el número de médicos que empiecen a comprender que sus pacientes necesitan hormonas que se asimilen mejor, aumentará el número de farmacias y tiendas con la necesidad de vender estos productos naturales. Las farmacias naturistas y sus farmacéuticos han notado el cambio de actitud de los consumidores, e informan que las mujeres desean productos naturales "y los médicos se ven obligados a prestarles atención, porque las mujeres les están indicando la solución [a los efectos no deseados] y exigen mejores tratamientos".

Algunas de las empresas más grandes que se citan aquí también proporcionan servicios que normalmente no proporcionan las tiendas del vecindario. Por ejemplo, independientemente de la parte del país en que uno viva, Women's International Pharmacy puede (1) proporcionar por lo menos una lista parcial de los médicos de nuestra zona que recetan hormonas naturales, (2) proporcionar una lista de los quiroprácticos o naturópatas locales que ordenan hormonas que no requieren receta (cremas, geles, aceites sublinguales, etc.) para que los usen sus pacientes, y (3) llenar por uno las formas del seguro.

No todos los farmacéuticos venden la crema transdérmica de progesterona que no requiere prescripción (y que tiene diferentes nombres comerciales). No obstante, puede solicitarse a los distribuidores y fabricantes. Cada vez hay más tiendas naturistas que venden cremas de progesterona natural, que a su vez consiguen del distribuidor o fabricante. Conviene animar al gerente de la tienda naturista en que uno compra a que ofrezca estos productos.

Algunas farmacias también ofrecen consulta e información para las pacientes. Pero lo más importante es que vendan la progesterona oral micronizada, que viene en tabletas y cápsulas (la dosis va de 1 a 6%, 100 a 400 mg, dependiendo de lo que el médico prescriba) y la prepara un farmacobiólogo de acuerdo con la receta del médico, con ingredientes aprobados por la FDA. Todas estas farmacias también venden estriol. Hay médicos que sencillamente recetan estriol con progesterona, en tanto que otros prescriben "triestrógenos" (80% de estriol, 10% de estradiol y 10% estrón) con progesterona. Las recetas pueden variar mucho, de acuerdo con lo que piense el médico y lo que necesiten las pacientes.

Quien desee hacer preguntas sobre su salud personal o desee más información sobre cómo ordenar las hormonas naturales en sus diferentes presentaciones: cremas, geles, cápsulas, parches, aceites sublinguales, tabletas sublinguales con sabor a naranja, aerosoles o supositorios, comuníquese con cualquiera de las siguientes farmacias, fabricantes o distribuidores. Una vez que haya expuesto sus necesidades, le será más fácil decidir con su médico cuál deberá ser su siguiente paso.

Si el médico dice que no puede conseguir progesterona natural, puede decírsele que, según el *New York Times* (18 de noviembre de 1994), "los laboratorios Upjohn de Kalamazoo, Michigan, obtienen de frijoles de soya la progesterona que transforman en finas partículas y la venden a las farmacias en forma de polvo. Las farmacias luego pueden ponerlo en cápsulas, o elaborar tabletas, suspenciones o supositorios en diferentes dosis, según la receta del médico. El médico también puede conseguir la progesterona micronizada de Schering-Plough Corporation de Madison, New Jersey, solicitando la hormona que se obtiene de la soya, sin estrógeno.

Hoy, la mayor parte de la progesterona de la FEU se extrae de la soya. Recordemos que ni la progesterona FEU ni la humana se encuentra en ninguna de las principales fuentes vegetales (soya o ñame silvestre). Los ñames contienen diosgenina de esterol, en tanto que la soya contiene esterol estigmasterol, y ambos producen efectos parecidos a los de la progesterona. La sustancia que se vende como progesterona de la FEU se produce en un laboratorio, hidrolizando extractos de soya o de ñame y convirtiendo las saponinas en sapo-geninas, de dos de las cuales, la sarsapogenina (de la soya) y la diosgenina (del ñame), se obtienen la mayoría de los derivados de la progesterona natural producida con fines médicos. En realidad, con las fitogeninas de las plantas se puede producir no sólo progesterona, sino otras hormonas, como la testosterona y el estrógeno.

Con todo, las cremas de progesterona que pueden conseguirse sin receta en las tiendas naturistas o con los fabricantes y distribui-dores, se derivan del ñame silvestre. La diosgenina del ñame silvestre es precursora de la progesterona. En realidad, algunas especies de *Dioscorea* son ricas en diosgenina.

Mientras que la diosgenina puede tener alguna actividad progesto-génica o incluso fitoestrogénica, su efecto varía de persona a persona. Algunos médicos dicen que el cuerpo humano no puede convertir en hormonas al ñame silvestre o a la diosgenina, y que la conversión en progesterona debe hacerse en el laboratorio. Con todo, es posible que los cuerpos de algunas mujeres puedan utilizar mejor que otras los derivados de plantas. También es importante recordar que en tanto es posible que ahora no se comprenda claramente el mecanismo de la actividad fitogénica, las mujeres de todo el mundo siguen utilizando suplementos botánicos porque les dan buenos resultados.

Por ahí se dice que el empleo del ñame silvestre para producir progesterona natural pone a esta especie en peligro de extinción. Poco antes de entrar a la imprenta leí un artículo en este sentido. Sin embargo, el farmacólogo James Jamieson me asegura que éste no es el caso de ninguna manera. El ñame silvestre es muy común y crece en todo el mundo, en los ambientes naturales más variados: en Centroamérica, en Perú, en China, Alemania y Afganistán, para mencionar unos cuantos. Si bien es posible que la planta escasee en algunas regiones, es improbable que su recolección tenga un impacto serio en su distribución en todo el mundo. Además, es fácil cultivar estos camotes grandes y esponjosos, y de hecho ya se cultivan comercialmente. Puesto que todos necesitamos estar conscientes de la repercusión de nuestras decisiones en el medio ambiente, esta información sobre el ñame silvestre nos tranquiliza.

Mi vida se ha simplificado realmente ahora que sé dónde solicitar mi reemplazo hormonal, ya sea con o sin receta. Además, ya no pierdo tiempo yendo a la botica y haciendo cola. Las lectoras también sentirán menos tensión en su vida cuando reciban los productos por correo en la puerta de su casa. ¿Qué puede ser más sencillo que recibir la terapia hormonal en su propia casa? Dése usted ese lujo: ¡merece este servicio!

Fabricantes y distribuidores

En el momento en que escribo estas páginas me doy cuenta de que diariamente pueden agregarse más fabricantes y distribuidores a esta lista. Debido a la popularidad y diversidad de los beneficios de las fitohormonas para la salud, es imposible conocer todas las empresas nuevas que comercializan estos productos.

El contenido de progesterona de las cremas transdérmicas de tan diferentes fabricantes produce mucha confusión. La biodisponibilidad de la progesterona contenida en estos productos es de la mayor importancia. La calidad de la fórmula y su sistema de ingreso determinan su absorción y eficacia. Es esencial que uno conozca el producto que usa y quién lo proporciona, y que por encima de todo observe cómo reacciona su cuerpo al producto elegido.

Es importante que cuando las compañías irrumpen en el mercado hagamos lo que nos corresponde. Muchos futuros empresarios apenas se están enterando de la importancia del extracto de ñame silvestre y aprovechan esta oportunidad que creen que los hará ricos de la noche a la mañana. Algunas organizaciones no emplean los ingredientes esenciales y naturales necesarios para lograr los resultados de que hablamos en este libro.

Por cierto, James Jamieson, fabricante e investigador de medicamentos, dice que los productos de algunas empresas funcionan más naturalmente que otros como resultado de la fermentación enzimática del ñame, y no por la alteración farmacéutica. Jamieson explica que miles de años de experiencia han probado la eficacia del primer proceso, y los llama moduladores del ñame: normalizan los niveles hormonales, ya sea que estén altos o bajos. No se acumulan en el cuerpo, y no puede darse una dosis excesiva. Por otra parte, un fabricante de los llamados nutracéuticos para uso en la dieta me aseguró que conforme más refinados son los procesos de extracción de los fitoquímicos, menos eficaces resultan estos elementos aislados de las plantas.

A este respecto, *Magic and Medicine of plants*, del Reader's Digest, plantea interrogantes muy interesantes relacionadas con el uso de los productos vegetales:

> La pureza misma de las sustancias aisladas en el laboratorio ¿podría ser una desventaja? ¿Tendrán algunos de los medicamentos de plantas naturales ingredientes que impidan los efectos secundarios peligrosos en el uso de seres humanos? Cuando se usa toda la planta (y no sólo los químicos purificados derivados de ella) se produce a veces un efecto sinérgico? ¿Puede ser la acción de ¿toda la planta superior a la suma de sus partes químicas?

Por ello, uno quisiera trabajar con fabricantes y farmacias a quienes preocupan asuntos válidos como estos. Las sustancias que con frecuencia se obtienen de la planta contienen enzimas naturales, alcaloides, péptidos, fitosteroles y elementos que interactúan con lo que se considera el ingrediente "activo" de plantas como el ñame silvestre. El doctor Richard Schulze dice que "Son parte de la química curativa de la planta. Para aislar el ingrediente activo, se dejan de lado todos los demás ingredientes que hacen que la planta funcione".

Los elementos vegetales que se emplean en las fórmulas de los medicamentos son fuentes valiosas y seguras que se asimilan fácilmente, de proteínas, carbohidratos, minerales, ácidos grasos, taninos y muchas vitaminas, que son básicos. Con frecuencia funcionan como precursores de nuestras hormonas y prostaglandinas, y algunos incluso contienen antibióticos naturales. Barbara Griggs escribe en *Green Pharmacy:* "Los hombres y las plantas son parientes biológicos cercanos: la sangre vital de la planta, que es la verde clorofila, tiene una estructura química casi idéntica a la hemoglobina, que es el principal constituyente de la sangre humana; la clorofila tiene una molécula de magnesio en su patrón estructural; la hemoglobina tiene una molécula de hierro". Marcia Jones, directora del Centro del SPM y la Menopausia de Dixie Health, lleva más adelante esta analogía, explicando que así como la clorofila es casi idéntica a la hemoglobina, la diosgenina (de la *Dioscorea)* es muy parecida a la estructura molecular de la progesterona y de otras hormonas.

Deberíamos buscar siempre productos cuyos fabricantes puedan garantizarnos que las plantas que emplean se cultivan orgánicamente. Los residuos de insecticidas y otros productos químicos en el producto final pueden funcionar como pseudo estrógenos y provocar el efecto contrario del deseado, acabando con el equilibrio hormonal.

Sin importar el método de producción, vale la pena mencionar que antes de comprar cualquier producto de progesterona, conviene investigar a quién le está comprando uno, y qué le está comprando. En la calidad y potencia de los ingredientes puede estar la diferencia. Y recordemos que cada quien tiene su propia forma de reaccionar a cualquier fórmula de progesterona. Hay mujeres que sienten la diferencia en un par de semanas, y otras después de varios meses. Como ya dijimos, lo que funciona para una persona puede no funcionarle a otra, y tal vez lo único que haga falta sea usar otra marca, o usarla más tiempo. Y, como siempre, si aparecen síntomas raros, hay que consultar a un médico que conozca el empleo de la terapia de reemplazo de hormonas naturales. Probablemente haya que ajustar el tratamiento para que satisfaga las necesidades del propio cuerpo.